O DESENVOLVIMENTO SOCIOEMOCIONAL DE DOCENTES

CONTRIBUIÇÕES DA PSICOMOTRICIDADE RELACIONAL PARA A EDUCAÇÃO INFANTIL

Catalogação na Fonte
Elaborado por: Josefina A. S. Guedes
Bibliotecária CRB 9/870

D451d 2024	O desenvolvimento socioemocional de docentes: contribuições da psicomotricidade relacional para a educação infantil / Maria Isabel Bellaguarda Batista ... [et al.]. – 1. ed. – Curitiba: Appris, 2024. 110 p. ; 21 cm. – (Multidisciplinaridade em saúde e humanidades). Inclui referências. ISBN 978-65-250-5575-6 1. Professores – Formação. 2. Psicomotricidade. 3. Educação infantil. I. Batista, Maria Isabel Bellaguarda. I. Título. II. Série. CDD – 370.71

Livro de acordo com a normalização técnica da ABNT

Appris editora

Editora e Livraria Appris Ltda.
Av. Manoel Ribas, 2265 – Mercês
Curitiba/PR – CEP: 80810-002
Tel. (41) 3156 - 4731
www.editoraappris.com.br

Printed in Brazil
Impresso no Brasil

Maria Isabel Bellaguarda Batista
Patrícia Espíndola Mota Venâncio
Nadja Karan Miranda Almeida
Jéssica Melo Coelho
Patrícia Oliveira Lima

O DESENVOLVIMENTO SOCIOEMOCIONAL DE DOCENTES

CONTRIBUIÇÕES DA PSICOMOTRICIDADE RELACIONAL PARA A EDUCAÇÃO INFANTIL

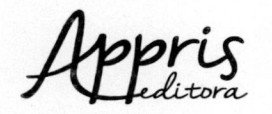

FICHA TÉCNICA

EDITORIAL	Augusto Coelho
	Sara C. de Andrade Coelho
COMITÊ EDITORIAL	Marli Caetano
	Andréa Barbosa Gouveia - UFPR
	Edmeire C. Pereira - UFPR
	Iraneide da Silva - UFC
	Jacques de Lima Ferreira - UP
SUPERVISOR DA PRODUÇÃO	Renata Cristina Lopes Miccelli
PRODUÇÃOEDITORIAL	Bruna Holmen
REVISÃO	Marcela Vidal Machado
DIAGRAMAÇÃO	Andrezza Libel
CAPA	Tiago Reais

COMITÊ CIENTÍFICO DA COLEÇÃO MULTIDISCIPLINARIDADES EM SAÚDE E HUMANIDADES

DIREÇÃO CIENTÍFICA   **Dr.ª Márcia Gonçalves (Unitau)**

CONSULTORES   Lilian Dias Bernardo (IFRJ)

Taiuani Marquine Raymundo (UFPR)

Tatiana Barcelos Pontes (UNB)

Janaína Doria Líbano Soares (IFRJ)

Rubens Reimao (USP)

Edson Marques (Unioeste)

Maria Cristina Marcucci Ribeiro (Unian-SP)

Maria Helena Zamora (PUC-Rio)

Aidecivaldo Fernandes de Jesus (FEPI)

Zaida Aurora Geraldes (Famerp)

AGRADECIMENTOS

Passaram-se quase cinco anos desde que se começou a investir neste projeto, tendo como fonte de inspiração o sonho de colocar em prática a proposta idealizada, ainda na década de 1980, por André e Anne Lapierre, criadores da Psicomotricidade Relacional, quanto à importância de cuidar da saúde socioemocional do educador como medida de prevenção e profilaxia em termos de saúde mental de crianças visando a um futuro adulto mais próspero.

Neste momento, em que vejo materializado, em texto, o esforço empreendido nesta caminhada, olho para trás e me dou conta de quantas pessoas contribuíram para efetivar este projeto.

Desse modo, teço aqui algumas palavras de agradecimento, que não retribuem os esforços de cada um, mas explicitam meu profundo respeito e agradecimento a todos que, de maneira direta ou indireta, contribuíram para a realização do programa: o desenvolvimento socioemocional do docente na educação infantil com base na abordagem da Psicomotricidade Relacional e, especialmente, para a execução da pesquisa que apresentaremos neste livro.

Inicio agradecendo aos competentes profissionais, formadores e referências da Psicomotricidade Relacional no mundo, seguidores de André Lapierre e, acima de tudo, amigos e mestres muito queridos, José Leopoldo Vieira e Anne Lapierre, pois, sem o empenho e contribuição de cada um deles, em meu processo de formação pessoal e profissional, minha condução do programa de formação não teria acontecido do mesmo modo.

Não menor é meu reconhecimento, respeito e gratidão à secretária de Educação do município de Fortaleza, Dalila Saldanha, uma grande mulher e gestora pública que ousou investir, desde 2016, na formação socioemocional de educadores da rede municipal de ensino. Comprometida com a causa pública, com apurada sensibilidade como ser humano e visão arrojada como gestora pública, de maneira afirmada percebeu e sentiu-se tocada e convencida de que a abordagem da Psicomotricidade Relacional fazia todo o sentido e tinha sintonia com seu ideal de uma educação de qualidade, quando possibilita desenvolvimento pessoal dos docentes e discentes, motiva e qualifica suas aprendizagens.

Minha gratidão, respeito e admiração à estimada professora Simone Calandrini, educadora de alma e coração, que com tanta sabedoria assume a pasta de Coordenação-Geral da Educação Infantil (COEI) da Secretaria Municipal de Educação (SME), reconhecendo que sua paixão e determinação potentes pela causa da primeira infância se destacam em todo o processo vanguardista de qualidade protagonizado pela educação infantil de Fortaleza.

De modo especialmente afetivo, agradeço a toda a equipe técnica da COEI, aqui representada pela professora Aline Maria Gomes Silva, aos coordenadores dos seis distritos de Educação e aos técnicos da SME, que se envolveram neste processo, assim como aos gestores, professores e funcionários das escolas atendidas, pois sem a colaboração dessas pessoas esta ação não se efetivaria. Gratidão aos educadores participantes da formação, que vivenciaram momentos ímpares de descobertas e brindaram a todos nós a oportunidade de aprender e ensinar um pouco mais.

Para concluir, ressalto minha extrema estima e meus justos agradecimentos aos professores que participaram da formação, que partilharam e contribuíram com seus conhecimentos quanto ao desenvolvimento infantil, e aos psicomotricistas relacionais do ÍNTEGRA, que bravamente abraçaram a causa da formação, mostrando-se incansáveis na busca de se tornarem pessoas melhores e proporcionarem melhores condições de aprendizagem e desenvolvimento aos indivíduos, assumindo a vocação de ser educador, no sentido mais amplo, compreendendo que, para além de ensinar conteúdos intelectuais, é preciso educar para a vida.

Maria Isabel Bellaguarda Batista

Em Psicomotricidade Relacional, o essencial enlace entre corpo, movimento e emoção, abre novas e eficazes possibilidades de ser, aprender e conviver, instigando nas pessoas NOVAS PAIXÕES e a liberdade para colocar em ato sonhos que movem o mundo para melhor.

(Maria Isabel Bellaguarda Batista)

PREFÁCIO

Caro leitor, à medida que fomos delineando as primeiras linhas deste prefácio, percebemos a enorme responsabilidade que é dar voz às palavras introdutórias de um livro tão significativo. Foi um momento que nos conduziu a pausar, para podermos imergir na atmosfera revolucionária que a Psicomotricidade Relacional propõe para o desenvolvimento socioemocional de profissionais da Educação. Foi também um instante de profundo respeito e admiração, não apenas pela trajetória da Isabel Bellaguarda, que culmina com a criação desta obra, mas também pelo espírito comunitário e colaborativo da equipe de psicomotricistas relacionais que lhe deu vida.

Com quase cinco décadas de investimento nesta abordagem, sentimentos de orgulho e esperança nos atravessaram ao testemunharmos, neste livro, a evolução constante da Psicomotricidade Relacional, a qual incansavelmente semeamos e ampliamos no Brasil, dando continuidade ao legado de Andre Lapierre. É gratificante ver pessoas dedicadas, como Isabel, nossa ex-aluna que se tornou referência, e sua equipe levando o compromisso da Psicomotricidade Relacional e trilhando caminhos muitas vezes negligenciados na Educação.

E, neste momento de reflexão, legitimamos o quanto a Psicomotricidade Relacional foi potencializada, tanto na teoria quanto na prática, com as contribuições que permeiam estas páginas. Além disso, nelas há uma convergência sinérgica de mentes brilhantes e corações dedicados, todos unidos por uma causa comum: reformular a maneira como percebemos e abordamos o desenvolvimento socioemocional dos docentes na primeira infância. De fato, acreditamos que no cerne da Educação de qualidade reside um educador, um ser humano que precisa ser visto, reconhecido, nutrido afetivamente e potencializado não somente no âmbito profissional, mas principalmente no âmbito pessoal.

Queremos destacar que a experiência narrada nesta construção ressoou em nós como um testemunho da interconexão entre os autores e da rede de apoio que a sustentou. Ficou evidente que cada autor não apenas ofertou seu conhecimento e experiência, mas também imprimiu, neste trabalho, fragmentos de sua essência, criando uma tapeçaria rica de *insights*, inovações e, talvez, o mais importante, de empatia genuína.

Percebemos, nas linhas que se seguem, que a Psicomotricidade Relacional emergiu como um fio condutor, abrindo novos caminhos para uma Educação mais holística e empática. De fato, a abordagem relacional oportuniza aos educadores uma base sólida de autoconsciência, resiliência, criatividade e saúde emocional, o que contribui substancialmente para uma geração de alunos mais sociáveis, equilibrados e conscientes.

E, conforme nos aprofundamos na leitura, desde a apresentação até as considerações finais reveladoras, vislumbramos uma jornada que não só possibilita o desenvolvimento socioemocional, mas também inspira e desperta a criatividade, o prazer e provoca reflexões no fazer profissional. Antevemos um futuro que delineamos e que se tornará a norma, não a exceção, pavimentando o caminho para uma educação infantil mais sensível, inclusiva e eficaz.

Porém é importante ressaltarmos que você, caro leitor, também encontrará nesta produção uma discussão robusta ancorada na Psicomotricidade Relacional e acompanhada da análise de sua aplicação prática e de evidências científicas que demonstram como essa abordagem é um instrumento de transformação positiva no terreno da formação de docentes.

Ao fecharmos este preâmbulo, queremos expressar nossa gratidão sincera e profundo respeito a todos os envolvidos nesta jornada significativa. Que este livro sirva como uma semente, plantada em solo fértil, pronta para crescer e florescer como uma árvore frondosa que oferece sombra e refúgio para muitos.

Aguardamos com você, querido leitor, para testemunharmos os frutos que já surgiram e que indubitavelmente surgirão deste trabalho cuidadoso, sólido e dedicado, conduzido por Isabel e sua equipe de psicomotricistas relacionais, que têm nossa gratidão e reconhecimento.

José Leopoldo Vieira
Doutor Honoris Causa em Psicomotricidade Relacional e Análise Corporal da Relação – Associação Brasileira de Medicina Psicossomática/DF.
Diretor Geral do Centro Internacional de Análise Relacional - CIAR Curitiba

Anne Lapierre
Criadora da Análise Corporal da Relação.
Co-criadora da Psicomotricidade Relacional em parceria com André Lapierre.
Doutora Honoris Causa em Análise Corporal da Relação e em Psicomotricidade Relacional – Associação Brasileira de Medicina Psicossomática/DF

SEGUNDO PREFÁCIO

É uma grande honra prefaciarmos este livro, primeiro porque ele materializa uma trajetória vivida na rede municipal de ensino de Fortaleza e especialmente porque tivemos o privilégio não somente de acompanhar o processo, mas de testemunhar o vivido, o aprendido, o integrado e o compartilhado pelos educadores nas unidades escolares ou mesmo quando validado por meio de avaliações sistemáticas das iniciativas investidas pela Secretaria do Município de Fortaleza.

Assim desejamos realçar aqui um pouco da caminhada que vem tornando Fortaleza pioneira no cuidado com a saúde socioemocional do educador, como ação presente na política de formação dos docentes da rede municipal.

Neste percurso, ressaltamos a trajetória da educação como direito das crianças, direito esse que foi efetivamente reconhecido pela Constituição Federal de 1988, reafirmado por meio dos aportes legais como o Estatuto da Criança e do Adolescente e regulamentado pela Lei de Diretrizes e Bases da Educação Nacional de 1996, que inseriu a educação infantil como primeira etapa da educação básica, abordada em seu capítulo II, nos seguintes termos:

> Art. 29. A educação infantil, primeira etapa da educação básica, tem como finalidade o desenvolvimento integral da criança de até 5 (cinco) anos, em seus aspectos físico, psicológico, intelectual e social, complementando a ação da família e da comunidade. Art. 30. A educação infantil será oferecida em: I – creches, ou entidades equivalentes, para crianças de até três anos de idade; II – pré-escolas, para as crianças de 4 (quatro) a 5 (cinco) anos de idade.

Destacamos também nosso reconhecimento à integralidade do desenvolvimento infantil como um diferencial que deve ser investido por meio de em atos concretos, fato já apontado pela legislação brasileira, quando evidencia a necessidade de considerar a criança em sua totalidade e especificidade. Nessa perspectiva, é necessário proporcionar condições adequadas para a efetivação da educação e cuidados dos bebês e crianças, o que inclui, além de aspectos relacionados às condições estruturais das unidades escolares, o investimento constante na formação dos profissionais que atuam nessa etapa.

A qualidade das práticas pedagógicas na educação infantil requer desses profissionais, conhecimento teórico, mas também autoconhecimento decorrente de uma prática vivenciada, para que possam atender condições capazes de proporcionar desenvolvimento integral no cotidiano escolar de bebês e crianças. Com esse propósito, a secretaria municipal de Fortaleza destaca-se de outras secretarias por investir em formações continuadas em que a saúde emocional e o desenvolvimento do potencial humano dos docentes seja priorizada em seu programa de formação.

O nível de estresse no público docente, agravado com a pandemia da Covid-19, tem se apresentado com um interveniente no dia a dia das unidades escolares. Nesse cenário, a escolarização, mais que ocupar-se com a construção de conhecimentos, exige dos profissionais da educação, o domínio de saberes socioemocionais que lhes possibilitem entender o mundo que os rodeia, a partir da perspectiva das relações interpessoais, potencializando seu fazer pedagógico, além de traçar um projeto de vida pessoal/profissional.

Assim, reconhecendo a integralidade do ser educador e os reflexos da saúde emocional dos docentes para o desenvolvimento das crianças, a Secretaria Municipal da Educação de Fortaleza, que já apresenta uma política de formação continuada dos professores consolidada, de modo pioneiro, decidiu investir no desenvolvimento sociemocional dos educadores da primeira infância, por meio da potente ferramenta da abordagem da Psicomotricidade Relacional, compreendendo que investir na formação do adulto, em especial do professor, é contribuir com o desenvolvimento global das crianças da Rede Municipal de Ensino de Fortaleza.

Nesse contexto, a partir de um esforço coletivo e próprio da administração pública foi posto em prática o desenvolvimento do Programa de Formação em Desenvolvimento Socioemocional: o cuidado docente e o desenvolvimento infantil, aliando conhecimentos teóricos e práticos vivenciais por meio da Psicomotricidade Relacional.

Sem nos alongarmos mais, desejamos, por fim, ressaltar a importância desta publicação, que materializa a força do investimento no cuidado socioemocional realizado pela gestão da SME, aqui abraçado pela abordagem da Psicomotricidade Relacional. Além disso, destacar os resultados obtidos por meio de uma pesquisa cientifica, que reforça a premissa de que na educação o investimento no desenvolvimento do potencial humano, fundamentado na abordagem da Psicomotricidade Relacional, se faz essencial na atualidade.

Antônia Dalila Saldanha de Freitas
Mestre em Gestão e Avaliação da Educação Pública pela Universidade Federal de Juiz de Fora (MG), especialista em Gestão Escolar pela Universidade Estadual de Santa Catarina e em Educação Matemática pela Universidade Estadual Vale do Acaraú (UVA), bacharel em Ciências Contábeis e licenciada em Matemática pela UVA. Tem experiência na área de Educação, com ênfase em planejamento, gestão e formação de professores. Concluiu recentemente o Programa de Liderança Executiva em Desenvolvimento da Primeira Infância (Insper) da Universidade de Harvard, Cambridge, Massachusetts (EUA). Atualmente, responde como Secretária de Educação do Município de Fortaleza, CE.

Simone Domingos Calandrine
Pedagoga que tem como bandeira de luta a educação infantil, servidora pública exercendo há 18 anos no município de Fortaleza em funções diversas, porém na mesma área de atuação, participando ativamente dos processos de discussões e elaboração das políticas públicas dessa área. Nos últimos anos, tem participado e realizado as articulações e planejamento das ações voltadas à ampliação do atendimento as crianças na etapa da educação infantil (EI), Elaboração da Proposta Curricular da Rede Municipal de Ensino, além da formação continuada de todos os profissionais que atuam nas Instituições que ofertam EI. Já atuou nas funções de formadora na educação infantil, coordenadora da educação infantil no DE 4, gerente da Célula de Gestão e Apoio à Educação Infantil e atualmente coordena a Educação Infantil na Secretaria Municipal da Educação de Fortaleza/SME.

APRESENTAÇÃO

Este livro é produto do esforço coletivo realizado a partir do trabalho integrado de um grupo de profissionais que, em diversas funções, atuaram no processo de desenvolvimento do Programa de Formação em Desenvolvimento Socioemocional: o cuidado docente e o desenvolvimento infantil, inspirado na metodologia da abordagem psicomotora relacional, visando incidir na perspectiva de uma educação com mais qualidade. Nessa proposta, lançou-se um olhar para a ação cotidiana do educador infantil e as dimensões da educação que tocam o importante eixo de cuidado consigo e com o outro, como uma das medidas capazes de imprimir qualidade nas relações no contexto educativo e de desencadear, na prática dos profissionais, competências socioemocionais que reflitam e garantam condições suficientemente boas para o estímulo ao aprender e descobrir das crianças nessa etapa da vida.

Este programa almejou qualificar a relação adulto-criança por meio do desenvolvimento de competências socioemocionais como estratégia de cuidado docente, estimulando habilidades de: viver com prazer e com presença positiva as relações entre adultos e entre adultos e crianças; compreender e responder às demandas infantis por meio da comunicação tônica, permeada por afeto e autenticidade; agir de modo criativo vivenciando a própria espontaneidade com segurança; atuar de modo autônomo e responsável respeitando limites e ritmos próprios, como também os dos outros; e, por fim, vivenciar com equilíbrio propósitos pessoais e propósitos do sistema de educação no qual está inserido.

Partindo do princípio básico de que o desenvolvimento das pessoas e, sobretudo, o das crianças se dá sempre por meio dos outros e com os outros, incrementar possibilidades de aprendizagem na escola necessita, antes de tudo, de um grande impulso aos processos pessoais de desenvolvimento humano, iniciando por aqueles que protagonizam a missão de ensinar e aprender no cenário que se destina aos processos de cuidar e educar na educação infantil.

Neste livro, apresentamos dados advindos dos resultados de uma pesquisa de campo que monitorou a aplicabilidade, eficácia e os limites do programa em questão, considerando aspectos que se referem ao estresse percebido, percepção de saúde mental autorreferida, percepção autorreferida de competências relacionais e percepção autorreferida de competências relacionais para o trabalho e sua relação com a prática docente, componentes que podem incidir sobre o desenvolvimento das crianças e, por consequência, imprimir mais qualidade aos processos vivenciados na educação infantil. Com esse intuito, esta publicação está dividida nos seguinte tópicos:

- introdução, em que é apresentada a necessidade de atualizações curriculares e de formação de professores, em um sentido mais amplo do que o ensino de conteúdos teóricos e técnicos, sobretudo após a pandemia de Covid-19;

- fundamentação teórica, que perpassa desde o histórico do percurso de estudos e pesquisas realizadas com a abordagem da Psicomotricidade Relacional no segmento da rede de ensino público de Fortaleza, até conceituações e discussões acerca da educação infantil. Nessa sessão também é discutido o cuidado com o docente na educação infantil e a importância das competências socioemocionais, assim como o papel da Psicomotricidade Relacional nesse processo;

- método, em que é explicitada a forma como a pesquisa foi realizada;

- resultados, em que são apresentados os principais achados diante da formação realizada;

- considerações finais, em que são retomados os principais resultados e apontados limites e novas direções de pesquisas.

Considerando a perspectiva da Psicomotricidade Relacional, como uma abordagem que valoriza o cuidado com a saúde socioemocional, o equilíbrio e bem-estar do educador em sua lida cotidiana, desejamos que as discussões, os relatos e resultados aqui compartilhados possam somar-se às pesquisas já existentes e contribuir para estimular práticas pedagógicas qualificadas quanto ao trabalho na educação infantil.

Maria Isabel Bellaguarda Batista

LISTA DE ABREVIATURAS E SIGLAS

BNCC   Base Nacional Comum Curricular

CEI   Centro de Educação Infantil

CHD   Classificação Hierárquica Descendente

CNS   Conselho Nacional de Saúde

COEI   Coordenação-Geral da Educação Infantil

DCNEI   Diretrizes Curriculares Nacionais para a Educação Infantil

EEI   Escola de Educação Infantil

LDB   Lei de Diretrizes e Bases da Educação Nacional

PNE   Plano Nacional de Educação

SME   Secretaria Municipal de Educação

SER   Secretaria Executiva Regional

TCLE   Termo de Consentimento Livre e Esclarecido

SUMÁRIO

1
INTRODUÇÃO 25

2
FUNDAMENTOS TEÓRICOS NORTEADORES DA PESQUISA . . . 31
2.1 ABORDAGEM DA PSICOMOTRICIDADE RELACIONAL 34
2.2 EDUCAÇÃO INFANTIL, CUIDADO DOCENTE,
DESENVOLVIMENTO DE COMPETÊNCIAS SOCIOEMOCIONAIS . . 36
2.3 PSICOMOTRICIDADE RELACIONAL E O CUIDADO DOCENTE NA
EDUCAÇÃO INFANTIL 39
2.4 SOBRE A ABORDAGEM PSICOMOTORA RELACIONAL NO
DESENVOLVIMENTO DE COMPETÊNCIAS SOCIOEMOCIONAIS . . . 42

3
MÉTODO 47
3.1 POPULAÇÃO 47
3.2 AMOSTRA 49
3.3 PROCESSO DE DESENVOLVIMENTO DO PROGRAMA DE
FORMAÇÃO 49
3.3.1 Descrição detalhada de cada módulo teórico realizado na modalidade
remota 53
3.3.2 Descrição detalhada de cada módulo presencial e prático de
Psicomotricidade Relacional 55
3.4 PROCEDIMENTOS APLICADOS EM CADA SESSÃO DE
PSICOMOTRICIDADE RELACIONAL 62
3.5 INSTRUMENTOS UTILIZADOS 66
3.5.1 Caracterização sociodemográfica e laboral 67
3.5.2 Escala de estresse percebido 67
3.5.3 Escala de percepção autorreferida sobre saúde mental 67
3.5.4 Escala de percepção autorreferida de competências relacionais 68

3.5.5 Escala de percepção autorreferida de competências relacionais para o trabalho 69

3.5.6 Fichas de autoanálise 69

3.5.7 Questionário de *feedback* final dos módulos 70

3.6 GARANTIAS ÉTICAS AOS PARTICIPANTES DA PESQUISA 70

3.7 ANÁLISE DE DADOS 71

4
RESULTADOS 73

4.1 RESULTADOS QUANTITATIVOS 73

4.2 RESULTADOS QUALITATIVOS 83

4.2.1 Avaliação subjetiva dos professores nas sessões práticas 83

4.2.2 Avaliação qualitativa do impacto do programa 87

5
CONSIDERAÇÕES FINAIS 95

REFERÊNCIAS 99

SOBRE AS AUTORAS 105

INTRODUÇÃO

No Brasil, as recentes pesquisas educacionais apontam que, nas redes públicas de ensino, vêm acontecendo importantes investimentos quanto a atualizações curriculares, legislação, construção de novos prédios, aquisição de material para o ensino, criação de cargos técnicos e formação continuada de professores. A despeito disso, Batista (2013) assinala que ainda se percebe negligência dos órgãos responsáveis pela educação brasileira quanto ao necessário investimento nos aspectos que tocam o comportamento socioemocional e a saúde mental do docente, fatores que certamente modulam a relação professor-aluno e que têm influência direta sobre o desempenho escolar.

Sob a mesma perspectiva, Falcão e Ferreira (2020, p. 136) advertem que

> [...] embora haja o reconhecimento da necessidade de investir em formação de professores, ainda predomina uma preparação que privilegia conteúdos teóricos e técnicos, pouco se investindo em uma formação que favoreça o desenvolvimento em seu sentido mais amplo.

Ainda predominantemente no nível de discurso, observa-se que o foco nessa realidade vem gerando movimentos na área de ensino por parte de órgãos oficiais visando minimizar a falta de integração entre tais investimentos e os resultados práticos em nível de aprendizagem e de estímulo à autonomia de docentes e discentes no contexto da educação. Sob essa perspectiva, Batista (2014, p. 15) sinaliza ainda que:

> [...] a docência é reconhecidamente uma das atividades mais estressantes e desgastantes no contexto contemporâneo, especialmente no que tange a edu-

cação infantil. Uma vez que emanam, do contexto escolar, uma série de demandas subjetivas e inusitadas, cabe ao professor necessariamente lidar com elas de forma equilibrada e coerente, e isto independe da sua aprendizagem acadêmica. Essas situações exigem do profissional competências socioemocionais que não são desenvolvidas durante sua formação acadêmica nem consideradas para fins de planejamento de processos formativos continuados.

Lançando-se um olhar para as exigências contemporâneas abordadas no decorrer dos últimos anos (BAUMAN, 2003; MORIN, 2000; PRIGOGINE, 1996; ZARAGOZA, 1999), constata-se que o professor vem somando uma carga excessiva de estresse, tendendo a perder o sentido de seu trabalho, vivenciando um mal-estar constante em sua prática docente e não encontrando prazer em trabalhar, fragilizado em suas possibilidades de criar, de imaginar, de sonhar, de ser e de se sentir verdadeiramente produtivo.

Com o advento da pandemia da COVID-19, a demanda de uma nova lógica para as relações humanas, já evidenciada no cotidiano da sociedade pós-moderna, exigiu ainda mais reinvenção sobre a maneira de conceber o ser humano, suas relações sociais e suas formas de se relacionar, de ensinar e de aprender. A vivência educacional, nesse contexto pandêmico e pós-pandêmico, alterou padrões anteriormente conhecidos na relação com alunos e seus familiares, com colegas de trabalho, com os processos de ensinar e aprender, bem como com as exigências da organização escolar e da comunidade local, configurando o exercício docente como um trabalho ainda mais estressante e com fortes interferências sociais e emocionais.

A escolarização exigiu mais cuidado com as relações, demandando presença sensível e segura do professor, envolvimento pessoal dos educadores com os estudantes e com a situação de aprendizagem, apontando para a necessidade premente de investimento em sua saúde mental e formação socioemocional. Diante do novo panorama social, o programa de formação para educadores com base na Psicomotricidade Relacional reforçou a crença de que é preciso conhecimento, mas também autoconhecimento, para que o educador, a partir de ações partilhadas, possa entender o mundo que o rodeia, com base na inclusão dos afetos e da vivência das relações interpessoais que permeiam e qualificam experiências de aprendizagem.

Nesse sentido, Vieira, Batista e Lapierre (2013) assinalam que todo ser humano é movido pelo que o afeta, tanto por elementos externos – o olhar do outro, um objeto que chama a atenção, uma informação que recebe do meio – quanto por sensações internas – medo, alegria, fome – e responde a elas. Assim, especialmente nos contextos educacionais, a abordagem psicomotora relacional vem se configurando como propiciadora de (re)significação da aprendizagem ao possibilitar novas experiências vivenciais e relacionais com o aprender por meio do sentir.

André Lapierre e Anne Lapierre, criadores do método da Psicomotricidade Relacional, já defendiam desde a década de 1980 uma educação que considerasse, além dos conteúdos do currículo formal, a atenção aos aspectos afetivos e emocionais e o desenvolvimento integral da criança. Reitera-se essa perspectiva lembrando Lapierre e Aucouturier (1986, 2012) quando referem que

> [...] a intervenção da Psicomotricidade Relacional na formação dos educadores na escola oportuniza o encontro com uma pedagogia do respeito e da descoberta, em que o desejo de aprender é apenas um dos componentes secundários do desejo de agir, do desejo de ser.

Nesse intercurso, parece ser fundamental lembrar que a interação professor-aluno ocupa um lugar de extrema relevância para a aprendizagem do estudante, acreditando-se que, se essa relação estiver fortalecida ou fragilizada, seja pela aproximação ou por um distanciamento dos envolvidos, isso influenciará a socialização e a aprendizagem de todos (BATISTA *et al.*, 2015). Ademais, na medida em que se aplica a Psicomotricidade Relacional na formação dos docentes, enfatizando as competências afetivas e relacionais, acredita--se responder melhor às exigências atuais da educação pós-moderna com uma proposta pedagógica importante capaz de efetivar objetivos educacionais evidenciados em documentos oficiais norteadores da educação brasileira na atualidade (BATISTA, 2014). Nesse sentido, cabe destacar o que preconiza o Referencial Curricular Nacional para a Educação Infantil (RCNEI):

> Educar significa, portanto, propiciar situações de cuidados, brincadeiras e aprendizagens orientadas de forma integrada e que possam contribuir para o desenvolvimento das capacidades infantis de relação interpessoal, de ser e estar com os outros em uma atitude básica de aceitação, respeito e confiança, e o acesso, pelas crianças, aos conhecimentos mais amplos da realidade social e cultural. Neste processo, a educação poderá auxiliar o desenvolvimento das capacidades de apropriação e conhecimento das potencialidades corporais, afetivas, emocionais, estéticas e éticas, na perspectiva de contribuir para a formação de crianças felizes e saudáveis (BRASIL, 1998, p. 25).

Ressaltam-se também apontamentos de Lev Vygotsky que pressupõem o desenvolvimento cultural, de natureza simbólica, como decorrentes da mediação de um outro significativo na vida do sujeito (PINO, 2005). Levando-se em consideração os argumentos descritos, na formação em foco neste livro, com a abordagem psicomotora relacional, abriu-se espaço no cotidiano escolar para cuidar do docente investindo em sua saúde socioemocional como meio de qualificar a relação adulto-criança e, por consequência, o desenvolvimento infantil. Nessa perspectiva, foram considerados os seguintes objetivos:

- estimular o desenvolvimento socioemocional de profissionais da Secretaria de Educação do município de Fortaleza que trabalham com a educação infantil;

- investir em melhores condições de cuidado com a saúde mental e com o manejo do estresse percebido pelo educador em sua lida cotidiana;

- desencadear o aprimoramento de competências relacionais e competências relacionais para o trabalho, visando à elevação dos padrões de qualidade nas instituições de educação infantil da rede pública de ensino do município de Fortaleza.

De modo sintético, essa formação buscou melhorar a capacidade relacional, minimizar níveis de estresse, cuidar da saúde mental e contribuir para elevar os índices de aprendizagem de crianças e adultos, considerando sua integralidade.

Com o intuito de acompanhar o impacto do programa de formação inspirado na abordagem da Psicomotricidade Relacional para a prática docente cotidiana, investiu-se em uma pesquisa que teve como objetivo central verificar se há correlação significativa entre o estresse percebido, a percepção autorreferida de saúde mental, de competências relacionais e de competências relacionais para o trabalho com a qualificação da prática pedagógica cotidiana dos educadores.

2

FUNDAMENTOS TEÓRICOS NORTEADORES DA PESQUISA

Para iniciar este tópico, considera-se importante relatar um pouco do percurso de estudos e pesquisas realizados desde a década de 1990, por Maria Isabel Bellaguarda Batista, diretora do ÍNTEGRA – Centro de Desenvolvimento Humano Relacional, em Fortaleza – CE, em parceria com Leopoldo Vieira, diretor do Centro Internacional de Análise Relacional (CIAR), em Curitiba – PR, prioritariamente no segmento educacional da rede de ensino público do município de Fortaleza, por ocasião de capacitações com seus educadores e alunos, tendo como base intervenções inspiradas na abordagem psicomotora relacional. Sobretudo, é relevante situar no tempo a evolução de reflexões que abordam aspectos relativos ao desenvolvimento de habilidades socioemocionais, regulação do estresse, satisfação com o trabalho, competências relacionais e competências relacionais para o trabalho, como medidas de prevenção e estímulo ao processo de ensino e aprendizagem. Assim, de modo resumido, retrata-se no quadro a seguir algumas das iniciativas pioneiras desses profissionais, tendo como farol a aplicação dessa abordagem nessa rede de ensino.

Quadro 1 – Percurso de estudos e pesquisas realizados desde a década de 1990

Durante o ano de 1998	Por meio de um projeto denominado Saúde Escolar, realizou-se uma ação tendo como público-alvo 193 crianças em idade escolar de alfabetização que já haviam repetido por mais de uma vez a primeira série e também com 58 professores. Todos passaram por sessões de Psicomotricidade Relacional e observou-se, por meio de questionários, registros e fichas de acompanhamento, que eles apresentaram melhores índices de comunicação afetiva, de respeito aos limites e desempenho escolar. Os resultados apontaram que as crianças que participaram do projeto desenvolveram habilidades socioemocionais relevantes para suas vidas e, por consequência, conseguiram alfabetizar-se (BATISTA, 2004).
	Realização do I Encontro Nacional de Psicomotricidade Relacional e do I Congresso Internacional de Análise Corporal da Relação, em Fortaleza – CE, com diversas atividades de Psicomotricidade Relacional realizadas com crianças, adolescentes e adultos, em conjunto com instituições de ensino e de assistência social.
Ano 2000	Primeira turma, em Fortaleza, do curso de Formação Especializada em Psicomotricidade Relacional em parceria com o CIAR.
Desde 2000	Capacitação de profissionais de escolas particulares em Fortaleza, com o objetivo de cuidar da saúde emocional, potencializando a aprendizagem dos estudantes, por meio de sessões periódicas e sistemáticas de Psicomotricidade Relacional.
Desde 2002	Diversas turmas em Fortaleza do curso de Pós-Graduação Formação Especializada *Lato Sensu* em Psicomotricidade Relacional CIAR/ÍNTEGRA/FAP/FACEL/Faculdade IPPEO.
2007 e 2008	Realização do Primeiro e do Segundo Fórum Internacional de Psicomotricidade Relacional, abordando o tema "Inclusão e Diversidade", momento de riquíssimas trocas e reflexões sobre o assunto, entre profissionais das áreas de educação, saúde e assistência social.

Em 2010	Investiu-se numa pesquisa que visou verificar o impacto de sessões de Psicomotricidade Relacional sobre o estresse docente. Essa pesquisa foi desenvolvida com 212 professores atuantes na educação infantil, em escolas da rede privada de ensino do município de Fortaleza. O estudo se pautou em um delineamento correlacional a partir das seguintes variáveis: nível de estresse, vulnerabilidade ao estresse e prática de Psicomotricidade Relacional. Foi observado que, nas escolas que adotam a Psicomotricidade Relacional, os professores revelaram-se mais satisfeitos com o trabalho que realizavam, apresentaram-se menos vulneráveis ao estresse e encontravam-se, em maiores proporções, no nível mais positivo do estresse, que corresponde à fase de alerta, lidando de forma mais saudável com o fator aceitação de responsabilidades (BATISTA, 2014).
2011 a 2013	Formação de especialistas em Psicomotricidade Relacional, com 200 educadores da Secretaria Municipal de Educação (SME) de Fortaleza.
Em 2014	Realização de um projeto-piloto que visava à implantação da Psicomotricidade Relacional no cotidiano de crianças em fase de alfabetização de escolas públicas de Fortaleza. Nesse período, a pesquisa evidenciou, tanto do ponto de vista estatístico quanto de análises qualitativas, resultados significativos no que se refere ao desenvolvimento social, motor, afetivo, cognitivo e à aprendizagem das crianças envolvidas (BATISTA *et al.*, 2015). A esse respeito, o depoimento do diretor de uma das escolas beneficiadas pelo projeto atesta as vantagens da Psicomotricidade Relacional: "A Psicomotricidade Relacional dentro da escola passou a ser encarada como algo enaltecedor para a nossa prática pedagógica. As crianças passaram a conviver melhor, a vivenciar um clima mais harmonioso e a aprendizagem fluiu, desencadeando, assim, um melhor desempenho escolar dos nossos alunos".
A partir de 2014	Acompanhamento e supervisão periódica dos profissionais psicomotricistas relacionais da rede municipal de Fortaleza que atuam nos atendimentos semanais a aproximadamente 2.000 estudantes, realizados nas escolas onde ficou implantada a Psicomotricidade Relacional.

De 2018 a 2020	Destacam-se alguns dados sobre outra pesquisa realizada com diretores, coordenadores e técnicos da mesma rede de ensino público. Essa intervenção teve como objetivo estimular a saúde socioemocional e desenvolver competências pessoais para melhor gestão do cotidiano escolar. Como resultado dessa intervenção, por exemplo, foi observado um aumento nos índices de satisfação com a vida, afetos positivos, com destaque especial para o aumento de competências relacionais e competências relacionais no trabalho, além de uma diminuição dos afetos negativos, estresse percebido e exaustão emocional. No que se refere às análises qualitativas, pode-se perceber que a avaliação da intervenção foi bastante positiva, visto que os profissionais relataram que as "palestras" trouxeram crescimento pessoal em suas vidas, assim como autorreflexão, também gerando uma percepção de autocuidado. Quanto ao aprendizado, foi mencionado que o conhecimento é prático para o cotidiano, o que ajuda na qualidade das relações sociais e a lidar com situações estressoras. Com isso, reafirmava-se que a Psicomotricidade Relacional contribui de maneira significativa para o segmento educacional, enquanto estratégia de intervenção pedagógica.

Fonte: elaborado pelas autoras

2.1 ABORDAGEM DA PSICOMOTRICIDADE RELACIONAL

A abordagem da Psicomotricidade se ancora em uma teoria de desenvolvimento humano própria, que se articula na prática com uma metodologia que coloca o corpo como eixo central e como elemento fundamental para compreensão do comportamento humano. Sobretudo, em suas intervenções, privilegia o **trabalho em grupo, o brincar livre, a comunicação tônica e não verbal, além de exigir leitura e decodificação do simbolismo contido no ato vivido pelo sujeito**, de modo a facilitar vivências socioafetivas e relacionais que embasam o bem-estar do sujeito. Nela são enfatizadas todas as formas de comunicação e vínculo, explorando, especialmente, a linguagem não verbal, por meio de um brincar livre. Vale ressaltar que esse jogo espontâneo tem uma intencionalidade pedagógica em sua proposição e segue um plano metodológico, abordando diversas dimensões do desenvolvimento humano de maneira prazerosa, desafiadora, criativa e investigativa que possibilitam o aprimoramento pessoal de modo integral (BATISTA, 2019).

A abordagem da Psicomotricidade Relacional centra-se essencialmente sobre a relação, isto é, sobre a observação e análise do que se passa quando a pessoa entra em comunicação com outra pessoa, e sobre suas repercussões comportamentais e psicológicas, estimula a tomada de consciência dos diversos atores da cena educacional, sobre suas potencialidades e seus desafios pessoais, o que provoca o fortalecimento emocional e social dos indivíduos e a valorização do papel desempenhado por eles no pleno desenvolvimento e na aprendizagem de si e das crianças com as quais convivem (VIEIRA; BATISTA; LAPIERRE, 2013).

A relação corporal, especialidade dessa metodologia, repousa sobre um intercâmbio de trocas corporais vivenciadas pelos diversos parceiros simbólicos do jogo espontâneo. Mensagens significativas se configuram por meio de gestos, posturas, mímicas e são, sobretudo, tônicas, pois são as tensões tônicas que conferem aos gestos e às atitudes um significado com conteúdo afetivo e emocional a ser decodificado pelo outro. Essas mensagens podem ser percebidas a distância pela visão e pelos ouvidos, porém são também percebidas, com uma tonalidade muito particular, por meio do contato corporal direto (LAPIERRE, 2013).

Dentro da dinâmica do jogo livre, no imprevisto das inter-relações que se estabelecem, a criança ou o adulto expressam espontaneamente aquilo que têm de mais profundo em si: sentimentos conflituais, mais ou menos culpabilizados, mais ou menos angustiantes sobre os quais eles não sabem dizer, sobre os quais não podem dizer ou sobre os quais não ousam dizer, ou seja, eles os exprimem de maneira disfarçada, desviada e simbólica. A expressão simbólica, na medida em que escapa, em parte, à consciência, constitui um dos elementos principais a serem tocados na intervenção da Psicomotricidade Relacional (LAPIERRE, 2013). Essa abordagem preza por uma perspectiva preventiva qualitativa e, portanto, com ênfase na saúde, não na doença.

Segundo Vieira *et al.* (2013), a Psicomotricidade Relacional toca a globalidade do Ser, favorece a preservação de sua saúde integral, a revisão de seus valores dentro de um processo de comunicação autêntico, tornando-o mais criativo e capaz de compartilhar interesses com maior aproveitamento dos estímulos que o rodeiam, além de lhe permitir uma maior disponibilidade e autonomia diante das atividades inerentes aos valores humanos, de sua vida relacional, facilitando a afirmação de seu poder de construção na transformação social.

Em consonância com Batista (2013), a conexão entre Psicomotricidade Relacional e Educação tende a propiciar laços sociais mais saudáveis, visto que promove a investigação e ações afirmativas sobre fenômenos educativos relativos à subjetividade dos estudantes e da instituição, imbricados por questões emocionais presentes no cotidiano escolar. No que se refere mais especificamente à Educação Infantil, essa abordagem da Psicomotricidade tem suas bases fincadas na importância do trabalho em grupo, ou seja, de o sujeito encontrar seu lugar de valor nos grupos sociais aos quais pertence, na espontaneidade do brincar livre, no ajuste positivo da agressividade e dos limites, na disponibilidade para a comunicação tônica corporal que facilita a expressão autêntica da afetividade, propondo aos educadores o que se exige deles em sua relação pedagógica com as crianças.

2.2 EDUCAÇÃO INFANTIL, CUIDADO DOCENTE, DESENVOLVIMENTO DE COMPETÊNCIAS SOCIOEMOCIONAIS

Historicamente, as creches eram instituições que serviam apenas para cuidar dos filhos de mulheres inseridas no mercado de trabalho (CARVALHO, 2016). Hoje, as chamadas Escolas de Educação Infantil (EEI) ou Centros de Educação Infantil (CEI) baseiam seu trabalho em uma perspectiva também de educar somada às funções do cuidar, implementada a partir da Lei de Diretrizes e Bases da Educação Nacional (LDB), promulgada em 1996, quando foi incluída efetivamente a educação infantil no sistema educacional brasileiro, compondo a primeira parte da educação básica. A partir desse documento, passou-se a considerar legalmente como função da educação infantil tanto o educar como o cuidar da criança que é atendida em creches e pré-escolas.

As Diretrizes Curriculares Nacionais para a Educação Infantil (DCNEI) de 1999 (Parecer CNE/CEB n° 22/98 e Resolução CNE/CEB n° 01/99) trataram o cuidar e o educar como aspectos indissociáveis e defenderam uma concepção de criança como sujeito ativo que interage com o mundo por meio da brincadeira e, principalmente, como alguém com direito a viver sua infância. Posteriormente, as DCNEI (BRASIL, 2010) apresentaram a seguinte compreensão acerca da educação infantil:

> Primeira etapa da educação básica, oferecida em creches e pré-escolas, às quais se caracterizam como espaços institucionais não domésticos que constituem estabelecimentos educacionais públicos ou privados que educam e cuidam de crianças de 0 a 5 anos de idade no período diurno, em jornada integral ou parcial, regulados e supervisionados por órgão competente do sistema de ensino e submetidos a controle social. É dever do Estado garantir a oferta de Educação Infantil pública, gratuita e de qualidade, sem requisito de seleção (BRASIL, 2010, p. 12).

Seguindo um percurso evolutivo, no ano de 2017, a Base Nacional Comum Curricular (BNCC), considerando os direitos de aprendizagem e desenvolvimento da criança, estabeleceu cinco campos de experiências, nos quais elas podem aprender e se desenvolver: o eu, o outro e o nós; corpo, gestos e movimentos; traços, sons, cores e formas; escuta, fala, pensamento e imaginação; espaços, tempos, quantidades, relações e transformações. Já de acordo com as Orientações Curriculares para a Educação Infantil da Secretaria de Educação do Estado do Ceará (2018, p. 108):

> [...] creches e pré-escolas se constituem como estabelecimentos educacionais públicos e privados que educam e cuidam de crianças de zero a cinco anos de idade, por meio de profissionais com a formação específica legalmente determinada, a habilitação

> para o magistério superior ou médio, refutando
> assim as funções de caráter meramente assisten-
> cialista, embora mantenha a obrigação de assistir
> às necessidades básicas de todas as crianças.

Ainda no campo do currículo, com a implementação da BNCC, em 2020, postulou-se que, de acordo com os eixos estruturantes da educação infantil relativos a interações e brincadeiras, devem ser assegurados, ainda na primeira etapa da educação básica, pelo menos seis direitos de aprendizagem e desenvolvimento, com atividades capazes de estimular o desenvolvimento das crianças, tais como conviver, brincar, participar, explorar, expressar e conhecer-se.

Evidências científicas de distintos campos de conhecimento apontam a centralidade da primeira infância como fase essencial para o desenvolvimento pleno do potencial humano, faixa etária que compreende a idade de 0 a 6 anos (GALLAHUE; OZMUN, 2013). A Neurociência destaca que nessa etapa da vida as relações adulto-criança são capazes de favorecer a maturação do cérebro, tão dependente de ambientes estimulantes, seguros e acolhedores (CRESPI; NORO; NÓBILE, 2020).

De fato, os neurocientistas se encarregaram de mostrar que a determinação genética que organiza o cérebro do bebê é impor-tante, principalmente após o nascimento, quando a experiência – epigenética – vivenciada desde os primeiros momentos, meses e até três anos pelo menos, têm um impacto tão grande na arquitetura do cérebro a ponto de se estender às capacidades e habilidades do futuro adulto (CUNHA, 2022, p. 354).

É nesse período da vida que as crianças frequentam a edu-cação infantil, sendo de extrema importância garantir a qualidade no atendimento oferecido pelos adultos nas unidades educacionais (CRUZ; CRUZ; RODRIGUES, 2021). Considerando a premissa de que a educação infantil desempenha um papel relevante para todo ser humano, dado o impacto de estímulos adequados nos primeiros anos para o desenvolvimento da criança e sua repercussão para a aquisição de habilidades que lhes servirão por toda a vida, investir em condições favoráveis para o desenvolvimento pleno do infante configura-se como uma tarefa que precisa ser abraçada por todos os atores que compõem a sociedade. Nessa perspectiva, o ambiente escolar e, mais especificamente, a relação professor-aluno ocupam um lugar de extrema relevância.

Assim, a escolarização nessa etapa da vida, mais que se ocupar com a construção de conhecimentos, exige dos profissionais da educação infantil o domínio de competências e habilidades socioemocionais. Pressupõe-se que essas competências e habilidades, quando aprimoradas, possibilitam-lhes melhor entender o mundo que os rodeia e vivenciar suas relações interpessoais com um grau de qualidade capaz de melhorar seu projeto de vida pessoal e profissional e, por consequência, sua prática pedagógica.

Destaca-se, ainda, o relatório de Delors (1999, p. 99) quando aponta como um dos pilares da Educação "aprender a ser", a educação voltada para o desenvolvimento integral, "espírito e corpo, inteligência, sensibilidade, sentido estético, responsabilidade pessoal, espiritualidade". Portanto, evidencia-se a relevância do investimento na formação do educador infantil em seus mais diversos campos de desenvolvimento pessoal, social, emocional, cognitivo e motor, como uma medida essencial nos programas de políticas públicas atuais. E, quando se trata da primeiríssima infância, pesquisas atuais apontam que propiciar melhor qualidade na relação adulto-criança possibilita vivências de uma infância mais saudável e gera condições para o nascimento de um adulto mais equilibrado, capaz de contribuir para uma sociedade mais próspera.

2.3 PSICOMOTRICIDADE RELACIONAL E O CUIDADO DOCENTE NA EDUCAÇÃO INFANTIL

No que tange à Psicomotricidade Relacional, Lapierre e Lapierre (2010) reiteram que na primeira infância, notoriamente, os bebês apresentam uma dependência primordial da figura de um adulto em sua rotina, fato que irá subsidiar suas primeiras relações e os contatos que estruturam a base de suas aprendizagens nos aspectos motor, emocional, social e cognitivo. Pino (2005, p. 154), lembrando Vygotsky, chama a atenção para o fato de que

> [...] a constituição da criança como um ser humano é algo que depende duplamente do Outro: primeiro, porque a herança genética da espécie lhe vem por meio dele; segundo, porque a internalização das características culturais da espécie passa, necessariamente, por ele.

Nessa perspectiva, Batista (2018) assinala que as primeiras formas de comunicação que a criança estabelece com o Outro são tônicas e corporais. Acontecem por meio de sinais não verbais e são moduladas por uma gama de emoções e sentimentos compartilhados, na maioria das vezes, inconscientes. É nos primeiros meses de existência, portanto, bem antes da aquisição da linguagem verbal, que a criança percebe em seu corpo os sentimentos dos adultos, seus cuidadores, até mesmo aqueles dos quais ele, o cuidador, não tem consciência.

Em sequência, Batista (2018) complementa dizendo que será a partir das primeiras experiências que o infante vai constituir, pouco a pouco, seu modo pessoal de ser, de sentir, de agir e de reagir diante dos objetos, dos outros e do mundo que o rodeia. Tal premissa é reforçada quando essa autora chama a atenção para o fato de que, se os cuidados materiais, a higiene e a dieta condicionam sua saúde física, é a qualidade das relações estabelecidas entre adultos cuidadores e crianças, principalmente no início da vida, que condicionam e condicionarão, além de sua saúde mental, seu desenvolvimento integral.

Diante disso, reafirma-se a importância da educação infantil para a vida de todo ser humano, configurando-se como um dos espaços prioritários de estímulo a seu desenvolvimento, exercendo forte influência para a aquisição de habilidades e competências que lhes servirão por toda a vida. Na atualidade, a educação infantil apresenta-se, cada vez mais, como um lugar em que a condição humana é experienciada pela criança de maneira engajada e ativa no mundo, com a totalidade de seu corpo, suas sensações, percepções, imaginação e intuições estimuladas pela intersubjetividade vivida nas relações entre adultos, adultos e crianças e entre estas e seus pares (BATISTA, 2021).

Nesse contexto, em que as crianças vivenciam suas primeiras aprendizagens, o educador infantil se apresenta como o primeiro estranho social, modelo de referência humana e um dos principais mediadores de seu processo de individuação e humanização (MARIN; CARVALHO; ARAGÃO, 2022). Sob essa perspectiva, Mariotto (2019) refere que, na prática cotidiana das creches, inúmeros são os pontos de semelhança entre a função parental e a função dos educadores na medida em que se supõe que o educador está, na ausência dos pais, cuidando de seus bebês, destacando o entrelaçamento no processo de constituição do sujeito nos atos de cuidar e educar.

Pode-se, então, afirmar que criar condições favoráveis ao pleno desenvolvimento das crianças na primeira infância é uma tarefa não só dos pais ou familiares, mas também dos educadores e de toda a sociedade (BORTONE; RODRIGUES, 2021). Assim, no que tange ao cuidar, educar e prevenir, essas instituições exercem a função de estimular o desenvolvimento integral do indivíduo e alicerçar seu futuro social, fazendo com que as creches se tornem cada vez mais importantes para a vida das crianças e das famílias na atualidade (MARIOTTO, 2019).

Considerando que a educação infantil é um meio para socialização e estímulos que colaboram para o desenvolvimento pleno dos indivíduos, particularmente evidenciados pelas crianças de famílias mais vulneráveis, que, em geral, recebem menos proteção e estímulos em casa, e de acordo com dados coletados pela Avaliação da Qualidade da Educação Infantil realizada pela Fundação Maria Cecilia Souto Vidigal, publicada em 2022, esse panorama reforça a necessidade de atenção primordial à qualidade dos programas de educação infantil.

Nessa perspectiva, dá-se um destaque especial à formação do professor, que, para além de conhecimentos, técnicas e propostas pedagógicas, exige foco em alguns elementos, entre eles sua saúde mental e o desenvolvimento de suas habilidades e competências socioemocionais. Com relação à Psicomotricidade Relacional, Batista (2018) argumenta que, na sociedade pós-moderna, esses elementos apresentam-se como fatores imprescindíveis às relações humanas, nos diferentes tempos e espaços de sua convivência, especialmente quando se trata da educação de crianças no início da vida humana. Frequentemente, é possível observar assertivas sobre o despreparo e as dificuldades dos professores. Não raro, é possível também captar indicativos da afirmação de que mudanças qualitativas no cenário educacional dependem desses profissionais. De todo modo, emerge, como uma pauta comum, a necessidade de se repensar a formação de professores (CÔCO, 2018).

O cenário descrito reforça a necessidade de, na formação contínua dos educadores, incluir o investimento no preparo para a prática e sensibilidade que eles precisam desenvolver e manter a respeito de cuidar, educar e prevenir na primeiríssima infância, visto que "juntamente com os pais estão implicados no delicado trajeto de formação do psiquismo de um novo sujeito" (MARIOTTO, 2009, p. 11).

Essa pauta está evidenciada cada vez mais na sociedade, desencadeando discussões e pesquisas que, entre outros aspectos, consideram a relevância do investimento na formação pessoal do educador infantil em seus mais diversos campos de desenvolvimento social, emocional, cognitivo e motor. Por consequência, é fundamental desenvolver um projeto interdisciplinar com um ensino inovador que transcenda o conhecimento científico e perpasse interesses econômicos, tecnológicos, sociais e políticos, uma vez que será transformador no comportamento e nos valores humanos, refletindo-se na cultura da comunidade. Esse investimento coloca no centro das atenções, de modo especial, a abordagem psicomotora relacional. Essa abordagem da Psicomotricidade, em suas especificidades, atende à necessidade de estímulo ao desenvolvimento de habilidades e competências socioemocionais dos diversos atores da cena educacional.

2.4 SOBRE A ABORDAGEM PSICOMOTORA RELACIONAL NO DESENVOLVIMENTO DE COMPETÊNCIAS SOCIOEMOCIONAIS

A Psicomotricidade Relacional é uma das abordagens da Psicomotricidade enquanto ciência. Ela se realiza por meio de um método com base psicanalítica, porém com uma teoria de desenvolvimento humano própria, norteada por uma intervenção singular em que o discurso é evidenciado pelo dinamismo do corpo em suas relações com os outros. Ressalta a comunicação tônica, portanto não verbal, destacando que são, sobretudo, as tensões tônicas involuntárias, e não somente a palavra verbalizada, que são reveladoras de conflitos inconscientes (BATISTA, 2018). Em síntese, reafirma-se o que já foi dito anteriormente que, com a intervenção da Psicomotricidade Relacional, privilegia-se o **trabalho em grupo**, o **brincar livre**, a **comunicação corporal, tônica e não verbal** e a **necessária leitura e decodificação** do simbolismo contido no brincar livre vivido pelos sujeitos (BATISTA, 2021, p. 87).

Assim, essa abordagem da Psicomotricidade se articula na prática com uma metodologia que coloca o corpo como eixo central e como elemento fundamental para compreensão do comportamento humano. Nesse contexto, todas as formas de comunicação e vínculo são enfatizadas, explorando, especialmente, a linguagem não verbal, por meio de um brincar livre que se configura como forma de desencadear um "dizer" liberado dos constrangimentos da realidade e do julgamento. O brincar livre, nesse contexto, é naturalmente revelador de conflitos inconscientes e das defesas utilizadas para deles se proteger (BATISTA; VIEIRA; LAPIERRE, 2021, p. 142).

Diante disso, Batista e Vieira (2013) argumentam que, quando se colocam os dizeres corporais no centro da atenção, escutam-se as demandas relacionais da pessoa e estimula-se o conhecimento e reconhecimento de competências sociais e emocionais. Por consequência, propiciam-se condições que fortalecem o equilíbrio afetivo e potencializam o desejo de agir, de interagir, de se superar, enfim, o desejo de existir positivamente para si e para o outro. Considerando que o futuro psicológico das crianças decorre da qualidade das relações afetivas infraverbais que os adultos estabelecem com elas desde o início de suas vidas, quando incluídas atividades de Psicomotricidade Relacional na formação dos educadores, elas lhes possibilitam, por meio da revivência de situações marcantes experienciadas em suas infâncias, ressignificar na prática, por meio do jogo espontâneo, o próprio prazer de viver, aprender, ensinar e se comunicar com afeto, como pregam os manuais pedagógicos atuais.

O depoimento a seguir é de uma professora de creche durante seu percurso de formação com base na Psicomotricidade Relacional:

Figura 1 – Depoimento de uma professora de creche após vivência de Psicomotricidade Relacional

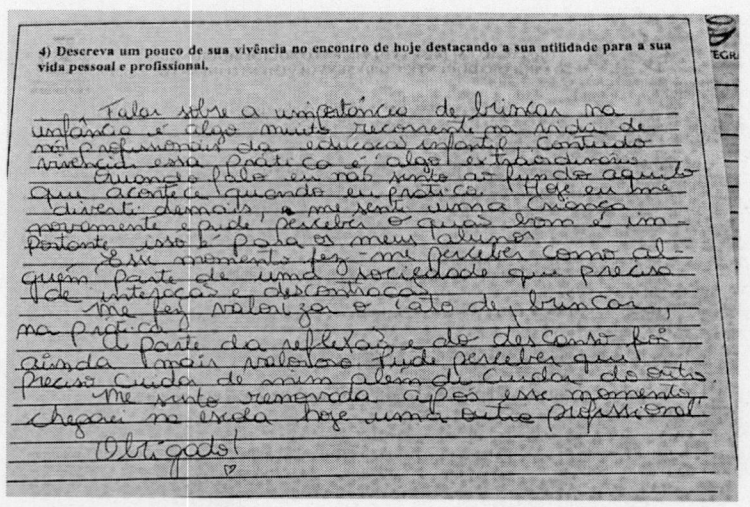

Fonte: arquivo da formação

Considerando a afetividade como a energia que move as ações humanas e sem a qual não há interesse e não há motivação para a aprendizagem (ALVES; BARROS; AMORIM, 2022), observa-se, na abordagem da Psicomotricidade Relacional, que o conteúdo teórico associado às vivências pessoais carregadas de afeto apresenta-se como facilitador de um processo de conquista de autoria dentro de um *continuum* individual em que cada um vive sua trajetória de modo único (VIEIRA; BATISTA; DANYALGIL, 2010).

Por conseguinte, pressupõe-se que, de acordo com esta intervenção, a qualidade e o ajuste da vivência afetiva entre adulto-criança, adulto-adolescente e adulto-adulto os preparam a sentirem-se inteiros emocionalmente, fortalecendo-os em seu percurso rumo ao autoconhecimento e à maturidade vivida com base na liberdade de Ser (BATISTA, 2018).

Esse aspecto nos permite refletir não somente acerca da influência da Psicomotricidade Relacional na formação dos docentes no tocante ao desenvolvimento de competências socioemocionais, mas também sobre a aquisição de conhecimentos e do desenvolvimento das crianças mediada por uma relação afetiva com o outro. Por esse motivo, colocam-se as competências afetivas como uma das estratégias significativas de aprendizagem que são imprescindíveis para a educação do século XXI (BATISTA, 2014).

A despeito disso, por meio da vivência simbólica, em ambiente seguro e protegido de interferências externas, favorece o conhecimento de si e do outro, quanto às suas próprias emoções e relações sociais atravessadas por um saber que é de ordem inconsciente e que modula ações, relações e comportamentos.

Ademais, vale destacar que a essência dessa abordagem, apesar de ser vivida de modo livre e sem julgamento de valor, tem uma intencionalidade pedagógica em suas propostas, segue um plano metodológico e aborda diversas dimensões do desenvolvimento humano de maneira prazerosa, desafiadora, criativa e investigativa que possibilitam o aprimoramento pessoal de modo integral (VIEIRA; BATISTA; LAPIERRE, 2013).

Descoberta no campo da Educação, a Psicomotricidade Relacional na escola tem finalidade de prevenção e profilaxia e vem apresentando-se como uma abordagem que qualifica as relações pessoais e interpessoais, favorece a aprendizagem, além de estimular estratégias positivas para o enfrentamento de situações conflitivas e estressantes inerentes ao desenvolvimento humano (BATISTA, 2014).

Portanto, no que tange à educação infantil, a aplicação de atividades de Psicomotricidade Relacional é realçada quando prioriza o desenvolvimento socioemocional utilizando o trabalho em grupo como meio facilitador para que a pessoa encontre seu lugar de valor nos grupos sociais aos quais pertence; quando ressalta a linguagem não verbal como elemento central da comunicação; quando se utiliza da espontaneidade do brincar livre; quando salienta a riqueza contida no simbolismo expresso no jogo; quando desculpabiliza a expressão autêntica da afetividade e facilita o encontro da pessoa com suas motivações inconscientes que acionam o desejo para relações de descobertas consigo e com os outros (BATISTA, 2018). É por meio desses elementos metodológicos que libera e provoca o desejo de aprender dos docentes e discentes.

Nesse ambiente assegurador e não tóxico, carregado de significados simbólicos de afeto, espera-se que o educador infantil sinta-se autorizado a vivenciar a garantia dos direitos de conviver, brincar, participar, explorar, expressar e conhecer-se, da mesma forma que lhe é orientado proporcionar aos educandos, conforme prega o DCNEI (BRASIL, 2017).

Dessa forma, ampliando sua capacidade para conhecer-se e estimulando suas habilidades e competências socioemocionais, acredita-se ser possível desencadear, por consequência, aprendizagens nas crianças recorrendo a todos os estímulos e recursos que o meio lhes apresenta e, acima de tudo, refletindo positivamente sobre possibilidades criativas e afetivas de sua atuação no cotidiano de trabalho.

3

MÉTODO

Para esse tipo de pesquisa utilizou-se a abordagem quali-quantitativa, visto que se trata de

> [...] uma categoria de investigação que tem como objeto o estudo de uma unidade de forma aprofundada, podendo tratar-se de um sujeito, de um grupo de pessoas, de uma comunidade etc. (PRODANOV; FREITAS, 2013, p. 60).

Realizou-se uma pesquisa experimental tendo em vista que "consiste em determinar um objeto de estudo, selecionar as variáveis que seriam capazes de influenciá-lo, definir as formas de controle e de observação dos efeitos que a variável produz no objeto" (GIL, 2017, p. 47).

3.1 POPULAÇÃO

A cidade de Fortaleza é um município brasileiro, capital do estado do Ceará, situado na região Nordeste do país. Essa cidade possui 313,140 km² de área e 2.703.391 habitantes, estimados em 2021, além da maior densidade demográfica entre as capitais do país, com 8.655,00 hab./km². É a maior cidade do Ceará em população e a quinta maior do Brasil. É a terceira maior rede urbana do Brasil em população, atrás apenas de São Paulo e do Rio de Janeiro.

A capital cearense, hoje com 297 anos, foi fundada oficialmente por carta régia em 1726, embora sua origem como povoado seja bem anterior a essa data. A cidade possui 121 bairros que historicamente eram vilas isoladas, ou mesmo municípios antigos que foram incorporados à capital, em decorrência da expansão dos limites do município. Esses bairros estão agrupados em 12 Secretarias Executivas Regionais e compõem a Secretaria Municipal da Gestão Regional regiões administrativas, conforme ilustra o mapa a seguir. Cada uma dessas regiões está sob a gerência direta de uma Secretaria Executiva Regional (SER).

Figura 2 – Mapa das regiões administrativas de Fortaleza

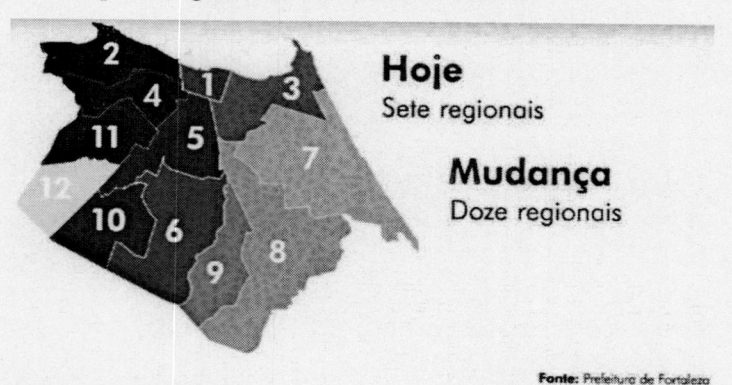

Fonte: Prefeitura de Fortaleza

A educação infantil é a primeira etapa da educação básica que atende crianças de 6 meses a 5 anos de idade, garantindo o desenvolvimento integral de bebês e crianças. O parque escolar da cidade de Fortaleza hoje atende cerca de 56 mil crianças. Conta atualmente com 436 unidades de ensino, sendo 184 CEIs, 115 creches parceiras e 137 escolas que atendem crianças com idade de creche e pré-escola (6 meses a 5 anos).

A pesquisa descrita aqui foi realizada com uma população de 1.168 educadores dos CEIs, dos Infantis I, II e III e de creches parceiras da SME de Fortaleza, lotados nas turmas integrais de Infantil I, II e III, trabalhando com maior carga horária.

3.2 AMOSTRA

Da população de 1.168 educadores dos CEIs e de creches parceiras da SME de Fortaleza, lotados nas turmas integrais de Infantil I, II e III, trabalhando com maior carga horária, foi feito um sorteio aleatório que elegeu uma amostra de 400 desses educadores, para responder aos instrumentos ao início e ao final da pesquisa. Os participantes selecionados deveriam, ao final da formação, ter alcançado um nível de participação de no mínimo 75% da carga horária prevista. Todos participaram de maneira voluntária e não sofreriam nenhum tipo de punição caso desistissem durante o desenvolvimento da pesquisa.

Da amostra de 400 educadores selecionados por sorteio, ao final da formação contou-se com um total de 298 educadores, considerando-se uma perda amostral de 102 professores. Esse fato ocorreu devido a, durante o período de um ano de formação, os participantes selecionados não terem atingido o nível mínimo de frequência, que correspondia a 75%, por motivos diversos, tais como: doença, mudança de função no ensino, de cidade ou terem sido exonerados.

3.3 PROCESSO DE DESENVOLVIMENTO DO PROGRAMA DE FORMAÇÃO

O processo de desenvolvimento do Programa de Formação em Desenvolvimento Socioemocional do docente na educação infantil, norteado pela abordagem da Psicomotricidade Relacional, aconteceu em duas etapas. Na primeira etapa, os 1.168 professores inscritos foram divididos em agrupamentos de aproximadamente 400 participantes, respeitando os dias e horários estipulados para formações e planejamentos de suas atividades cotidianas, com intuito de participarem dos seminários e das aulas teóricas por meio online. Foram abordados os conteúdos teóricos previstos em cinco módulos, com quatro horas de duração cada um, compostos de um seminário inicial visando apresentar a proposta e motivar os professores a participarem do percurso formativo, e de quatro aulas teóricas realizadas no período de outubro a dezembro de 2021.

Para a segunda etapa, de fevereiro a setembro de 2022, as ações realizaram-se de modo presencial, prático e vivencial, para as quais o número total de participantes (1.168 educadores) foi dividido em 26 grupos, cada um com aproximadamente 45 pessoas, respeitando o dia previsto no plano de trabalho do educador dedicado a seu planejamento e formação pedagógica. Nessa etapa, durante os meses de abril, maio, junho e agosto de 2022, foram realizados os quatro módulos presenciais, com 4 h/a de duração, conduzidos por meio de quatro vivências práticas de Psicomotricidade Relacional e um seminário final. Durante toda a formação, no período compreendido entre os módulos, realizou-se um acompanhamento a distância por meio de estudos e reflexões provocadas por questionários de autoanálise. Além disso, durante esse período, aconteceram reuniões de acompanhamentos entre a Coordenação-Geral da Educação Infantil (COEI) e o ÍNTEGRA em formato on-line. O Quadro 2 ilustra o planejamento do processo do programa de formação conforme descrito, e o fluxograma (Figura 3) apresentado a seguir ilustra sinteticamente como se organizou o trabalho:

Quadro 2 – Plano do processo de desenvolvimento do programa de formação

ATIVIDADES	AGO	SET	OUT	NOV	DEZ	JAN	FEV	MAR	ABR	MAIO	JUN	JUL	AGO	SET
A) Planejamento e organização do trabalho	X	X	X	X	X		X	X	X	X	X	X	X	
B) Módulos teóricos online		X	X	X	X									
C) Módulos práticos de Psicomotricidade Relacional									X	X	X		X	X
D) Formação acompanhada a distância, estudo e seminários de autoanálise			X	X	X				X	X	X		X	
E) Avaliação de impacto			X	X	X				X	X	X		X	X
F) Reunião para avaliação periódica	X	X		X		X			X		X		X	

ATIVIDADES	AGO	SET	OUT	NOV	DEZ	JAN	FEV	MAR	ABR	MAIO	JUN	JUL	AGO	SET
G) Relatório parcial/mensal			x		x				x				x	
H) Relatório final														x

Fonte: elaborado pelas autoras

Figura 3 – Fluxograma do desenvolvimento do programa de formação

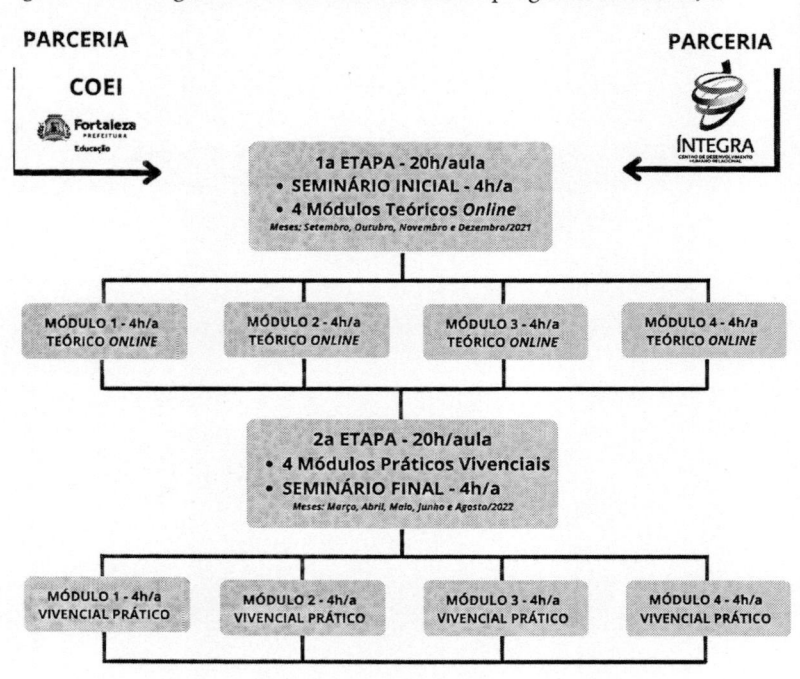

Fonte: elaborada pelas autoras

3.3.1 Descrição detalhada de cada módulo teórico realizado na modalidade remota

Os quatro módulos teóricos aconteceram na modalidade on-line, foram conduzidos por professores especialistas renomados que atuam com a primeira infância, abordando os seguintes temas:

- **Módulo Teórico I** – conteúdo sobre o impacto do desenvolvimento na aprendizagem na primeira infância, fundamentado nas neurociências, com o tema: aprender e ensinar na primeiríssima infância. Buscou-se neste módulo provocar o desejo de conhecer melhor o desenvolvimento infantil e as demandas das crianças.

- **Módulo Teórico II** – conteúdos sobre aspectos da evolução psicológica do nascimento à idade adulta por meio dos temas: 1. cuidar, educar e prevenir: as funções da creche na subjetivação de bebês e crianças. Esse tema visou refletir sobre o lugar do afeto e da creche no processo de humanização do ser humano, destacando sua influência relevante para o desenvolvimento integral nos primeiros anos de vida; 2. a importância da afetividade para o desenvolvimento da criança na primeiríssima infância. Esse tema colocou em pauta a importância da creche quanto à representação como um dos fatores de proteção ao desenvolvimento infantil e realçou, ainda, o fato de que esse espaço se configura como base para a aquisição de habilidades que serão fundamentais por toda a vida do ser humano. Além disso, destacou que a constituição psíquica da criança e seu processo de humanização são frutos do laço social com um outro ser humano portador de afeto. Esse laço social é atravessado por respostas emocionais e relacionais mais ou menos saudáveis.

- **Módulo Teórico III** – conteúdos sobre maturidade neurológica e desenvolvimento psíquico por meio do tema: aportes atuais da Neurociência relacionados à primeira infância e o impacto das primeiras experiências sobre o neurodesenvolvimento e habilidades cognitivas e sociais que embasam a aprendizagem. Destacaram-se nesse módulo conhecimentos advindos das neurociências, relacionando-os com o fato de que quem acolhe e cuida de crianças pequenas na atualidade necessita estar atento ao fato de que exerce uma função relacionada às necessidades neurofisiológicas, de nutrição e higiene, mas também aquelas relacionadas ao desejo, ao afeto e ao amor, chamando a atenção nesse momento da vida do ser humano para a maior janela de oportunidades de aprendizagens.

- **Módulo Teórico IV** – efeitos do ajuste positivo da agressividade, dos limites, da afetividade e do poder pessoal, competências essenciais para a integração de atitudes que se refletem em uma autonomia responsável do educador em seu trabalho com a primeira infância. Ancorados na premissa de que toda criança depende dos cuidados de um adulto, buscou-se neste módulo tocar em aportes teóricos da abordagem psicomotora relacional, de modo a estimular o desejo do educador em investir em seu autoconhecimento e em sua saúde socioemocional, em sua capacidade para escutar as próprias demandas e se libertar de suas próprias censuras e interditos para estar bem consigo e, por consequência, poder cuidar melhor das crianças na primeira infância, ressaltando a importância de cuidar de si e de suas emoções para cuidar do outro.

3.3.2 Descrição detalhada de cada módulo presencial e prático de Psicomotricidade Relacional

Para os módulos presenciais práticos e vivenciais, sob a luz da metodologia da abordagem psicomotora relacional, pretendeu-se implicar diretamente o educador em seu processo de formação, estimulando a integração entre os conhecimentos teóricos experienciados por meio on-line às vivências presenciais, pessoais e corporais de Psicomotricidade Relacional. Com base nessa proposta, acreditou-se investir na qualificação que resulta da integração entre conhecimento teórico e saberes decorrentes do autoconhecimento, que, por sua vez, facilitam a relação adulto-criança, além de estimular uma prática docente permeada pelo afeto, pela criatividade, autenticidade e segurança tão importantes nessa etapa da vida do infante em seu processo inicial de humanização.

Esses módulos foram coordenados e supervisionados diretamente por Isabel Bellaguarda, conduzidos na prática por três psicomotricistas relacionais especialistas com formação complementar para o trabalho com adultos, além de contar com nove psicomotricistas relacionais especialistas na função de facilitadores. Para cada grupo de 45 pessoas, entravam um especialista habilitado para o trabalho com adultos e três especialistas facilitadores. Os módulos práticos vivenciais aconteceram em um salão com condições de preservação do sigilo, com aproximadamente 130 metros quadrados, com boa iluminação, climatizado adequadamente, sem pilastras, nenhum material fixo e piso limpo. Esse salão simbolicamente deve representar um continente seguro, desculpabilizante e permissivo, capaz de desencadear a confiabilidade na situação de jogo espontâneo, de vivências simbólicas e imaginárias, afetivas e regressivas, visando fortalecer experiências positivas e ressignificar aquelas mais negativas.

Assim, foram realizados quatro módulos presenciais, sendo um a cada mês, com duração de quatro horas, conduzidos por meio de vivências práticas de Psicomotricidade Relacional diferenciadas, concluindo com o seminário teórico com a finalidade de compartilhar resultados do percurso vivido. A seguir, apresenta-se a sequência de propostas realizadas nos módulos vivenciais, algumas imagens e depoimentos dos educadores.

- **I Módulo presencial – Vivência com material – Bolas**

Nessa vivência utilizou-se como material mediador bolas leves, de plástico, em cores variadas, que simbolicamente representam um material essencialmente dinâmico porque rolam, pulam, escapam; pode-se pegar, possuir, atacar e defender, propiciando brincadeiras que liberam de forma lúdica e prazerosa o estresse cotidiano. No plano da realidade, possuem um conteúdo relacionado a sua forma, cor, peso, volume, textura, velocidade e direção em que são arremessadas, possibilitando diversas modalidades de jogos estruturados, exploráveis pedagogicamente. No nível imaginário, podem significar a figura materna, uma criança, um bichinho de estimação, um desejo, entre outras coisas. Sua forma arredondada pode evocar vivências regressivas, ligadas a cuidado, nutrição e proteção. A relação com o objeto se modifica conforme a escolha e história pessoal de cada um (VIEIRA; BATISTA; LAPIERRE, 2013).

Figura 4 – vivencia com bolas

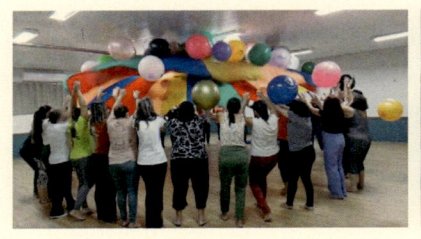 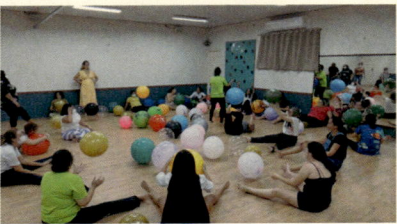

Fonte: elaborada pelas autoras

As bolas permitem ao psicomotricista relacional entrar em relação com o outro a distância, principalmente com aquele que tem dificuldade de aproximação. No nível simbólico, também é possível viver a posse ou contenção afetiva envolvendo-as com o próprio corpo. A bola um objeto que, no momento do relaxamento, proporciona profundas vivências de afetividade, evocando imagens, emoções e sensações significantes de vivências na infância, na adolescência e na vida adulta. Pode simbolicamente representar o poder, o mundo, alguém querido que se quer possuir, como também um objeto ou alguém que se deseja destruir, como pai, mãe, chefe ou professor. Para esse módulo, buscou-se facilitar o encontro afetivo da pessoa consigo e com os outros por meio do prazer de brincar livre, desculpabilizando a expressão da alegria, do entusiasmo, do dinamismo e da criatividade, como forma de agressividade canalizada como pulsão de vida. Por meio dessas relações permeadas pela comunicação não verbal, corporal e psicotônica, almejou-se acionar o prazer de ser e existir do educador, tão especiais para a função de maternar e favorecer no bebê seu desenvolvimento desde a dependência até a autonomia.

- **II Módulo presencial – Vivência com material – Cordas**

Nesse módulo utilizou-se como material mediador a corda. Ele apresenta uma dimensão concreta, cores variadas, textura, diâmetro e tamanhos diversos. Em geral, no plano de realidade é utilizado em jogos estereotipados e algumas vezes bem estruturados, como pular corda sozinho ou com outros, disputar um cabo de guerra, laçar, pescar, tensionar, equilibrar. No plano do imaginário pode representar um mediador de contato, de limite ou de união mesmo que a distância. É um elemento que pode facilitar vínculos com significados regressivos ou agressivos, expressos por meio de brincadeiras, tais como prender, dominar, possuir, imobilizar, comunicar, ligar, conduzir e ser conduzido, entre outras, que evocam sensações, por exemplo, de proteção, união, prisão (VIEIRA; BATISTA; LAPIERRE, 2013).

Figura 5 – Vivência com cordas

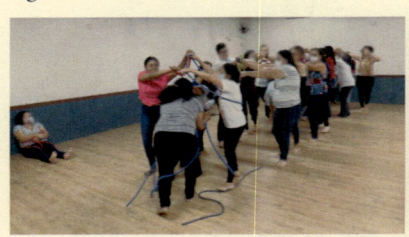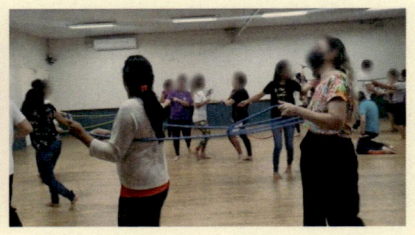

Fonte: elaborada pelas autoras

Nesse módulo, especificamente, norteado por intervenções próprias da abordagem relacional, utilizou-se esse material para novamente facilitar o brincar livre e, por meio desse jogo simbólico, investir no vínculo afetivo entre as pessoas, além de provocar diversas possibilidades para reconhecimento do próprio ritmo, identificações, limites pessoais e do grupo, com oportunidades de ampliá-los e/ou ajustá-los conforme a própria história e as necessidades pessoais. Ao provocar a vivência pessoal dessa liberdade de ser, objetivou-se sensibilizar o educador para compreender na prática a importância da autenticidade em sua comunicação tônica corporal ao escutar, entrar e acompanhar as propostas da criança nas descobertas e explorações imaginativas dela no ambiente escolar. Além disso, visou-se facilitar a vivência de sentimentos decorrentes da segurança do limite que funciona como organizador psíquico, o bem-estar vivido por meio do apoio mútuo, da confiança e coesão grupal com intuito de fortalecer o desejo para dar continuidade e aprofundar seu processo de autoconhecimento.

• III Módulo presencial – Vivência com material – Tecidos

Para esse módulo, utilizaram-se os tecidos como mediador relacional, dando continuidade e fortalecendo o encontro consigo e com o outro por meio do brincar livre. Com o propósito de ampliar a capacidade de viver com espontaneidade e segurança, destacou-se o valor simbólico contido nas relações vividas, ao mesmo tempo que se favoreceu o encontro consigo e com o outro, trabalhando a aceitação das diferenças. Investiu-se também em sua saúde mental potencializada pelas possibilidades de aprofundamento em seu autoconhecimento. Os tecidos, de fácil manuseio, na abordagem da Psicomotricidade Relacional, proporcionam, no plano de realidade, brincadeiras que instigam oportunidades pedagógicas de aprendizagem ao explorar suas cores variadas, formas diversificadas, texturas e tamanhos diferentes por meio de vivências compartilhadas ou individuais, em diversos planos espaciais, estimulando o distanciamento ou a aproximação corporal, provocando a criatividade, a leveza e a liberdade nos deslocamentos pelo espaço. Nesse contexto, trabalham-se os aspectos cognitivos ligados à função simbólica e de interpretação, além de noções de corpo e identificação. Outro aspecto presente nas sessões com tecido é a alegria e o afeto vividos nas diversas situações de identidade, de cuidar, de ser cuidado, de ser bom, de ser mau, frágil e/ou forte, entre tantos outros. Por exemplo, ao escolher tecidos transparentes, opacos, de tigre ou de onça, frequentemente aparecem jogos de representação por meio da identificação com alguns personagens bons ou maus, entre eles: bruxas, fadas, monstros, jacarés, vampiros, super-heróis, expressando fantasias próprias do mundo imaginário das pessoas, que revelam registros inconscientes com conteúdos de tristeza, de sentimento de abandono, de proteção, de coragem, de solidão, de situações que fazem ressonância com vivências pessoais de angústia ou de empoderamento (VIEIRA; BATISTA; LAPIERRE, 2013).

Figura 6 – Vievência com tecidos

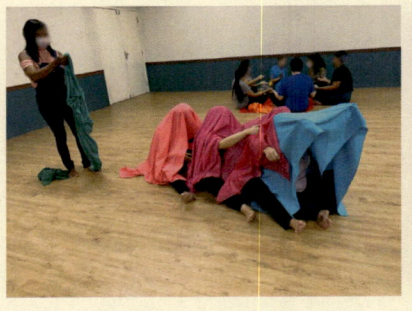 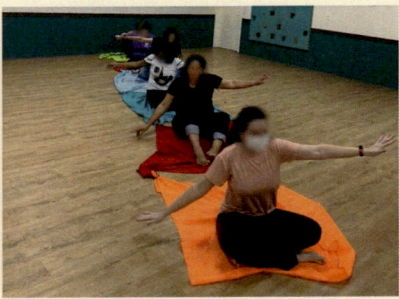

Fonte: elaborada pelas autoras

Assim, pretendeu-se nesse módulo fortalecer sentimentos de alegria, pertencimento, confiança e afeto capazes de desencadear atitudes afirmativas no enfrentamento de desafios cotidianos. Objetivou-se o fortalecimento do desejo de adotar práticas lúdicas afetivas e da escuta da criança com foco em seu desenvolvimento infantil integral e integrado; também se buscou ressaltar a importância da inclusão e da aceitação das diferenças como estratégia importante para estimular o desejo de aprender e socializar o conhecimento nos diversos segmentos da vida pessoal do educador e de sua lida no cotidiano da educação infantil. Por fim, visou-se estimular o reconhecimento do poder pessoal atravessado pelo afeto e por sentimentos de pertencimento e autoconfiança, para exercer sua influência positiva sobre o desejo coletivo das crianças e dos demais atores da cena educacional.

- **No IV Módulo presencial – Vivência com material – O corpo**

Para esse momento, considerando o percurso formativo e a confiança construída entre os educadores, foi utilizado como material mediador das relações o próprio corpo investido de afeto, com uma proposta dividida em dois tempos: a primeira implicando o educador para cuidar como adulto e, em um segundo momento, sendo estimulado a se permitir ser cuidado como se fosse criança, sem precisar retribuir. Pretendeu-se provocar, na prática, o ato de cuidar e ser cuidado, por meio do jogo simbólico, em que metade do grupo vivenciava o papel do adulto cuidador de crianças e a outra metade vivenciava a criança a ser cuidada. Essa proposta vivida de modo alternado visou possibilitar a todos sentir no próprio corpo sensações e emoções desencadeadas pela experiência vivida nas duas posições. Com isso, acredita-se ter-lhes possibilitado sentir o que comunicam ou o que falha nessa comunicação, por meio de seu tônus, suas identificações, seus limites pessoais e limites do grupo, com oportunidades de ampliá-los e/ou ajustá-los.

Figura 7 – Vivência com o corpo

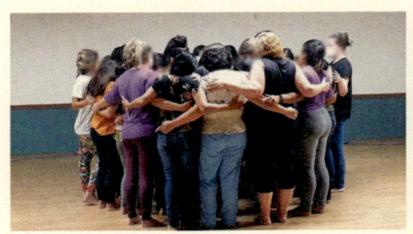 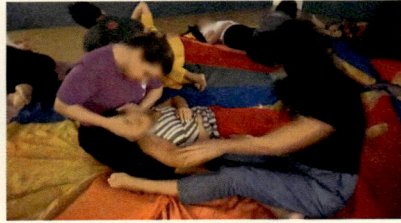

Fonte: elaborada pelas autoras

Também se pretendeu sensibilizar o educador para compreender na prática a importância de escutar o que o infante diz sem dizer com palavras, ampliando a capacidade do adulto para confiar em si ao cuidar, e no outro ao se entregar para ser cuidado como criança, colocando em prática a qualidade da comunicação tônica, tão importante para a relação adulto/criança. Objetivou-se, por fim, fortalecer com essa proposta a autoconfiança, a autenticidade e a sensibilidade e assegurar o poder pessoal dos educadores para uma escuta tônica corporal qualificada, ao propor, entrar e acompanhar as descobertas da criança, além de estimular uma cultura de afeto, respeito e descoberta do potencial infantil para desenvolver-se e aprender a Ser no cotidiano escolar, como estratégia essencial à construção de uma sociedade mais próspera.

Ao final do programa de formação, realizou-se um seminário final com o intuito de apresentar os resultados e o impacto do percurso vivenciado pelos participantes. Esse seminário aconteceu no Centro de Formação e Assistência aos Profissionais da Rede Municipal de Ensino em Fortaleza – Academia do Professor Darcy Ribeiro.

3.4 PROCEDIMENTOS APLICADOS EM CADA SESSÃO DE PSICOMOTRICIDADE RELACIONAL

- **Ritual de entrada:** é uma estratégia importante em que se investe na passagem do espaço externo para o espaço interno. Momento de acolhimento, de esclarecimento sobre a proposta prevista para o dia de formação, tempo em que se fazem os combinados sobre regras e limites necessários e asseguradores ao bem-estar de todos e a escuta de sentimentos trazidos e expectativas do grupo. Nesse momento, destaca-se a importância da comunicação não verbal e do brincar de modo dinâmico e espontâneo como estratégias importantes nessa abordagem, em que se trabalha o fortalecimento da capacidade de confiança em si, no outro e no espaço, por meio do enquadre e asseguramento das possibilidades de brincar sozinho ou acompanhado, respeitando os limites de cada um. Ainda, nesse momento se valoriza a escuta empática do grupo e o acolhimento às diferenças.

Figura 8 – Ritual de entrada

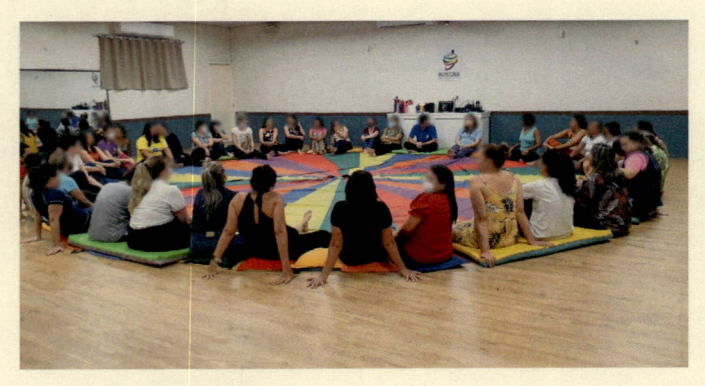

Fonte: elaborada pelas autoras

- **Tempo para o brincar livre:** pretende-se com essa estratégia estimular a livre expressão de ideias, emoções e sentimentos, por meio de atos e atitudes espontâneas vividas no jogo simbólico rico de significados. O brincar livre tende a provocar a liberação de tensões que comprometem a comunicação autêntica com o outro. Também se pretende provocar a reaprendizagem do entendimento daquilo que se comunica sem o uso da palavra verbalizada, instigando toda a sensibilidade nas relações estabelecidas. Partindo do princípio de que o movimento corresponde a uma necessidade biológica do ser humano, esse é o tempo da sessão para estimular a mobilidade e os dizeres corporais de modo livre e dinâmico, permitindo acessar prazeres regressivos do tipo sensório-motor, desculpabilizar e ajustar atos espontâneos de afirmação de poder pessoal, autorizar possibilidades de expressão simbólica do mundo imaginário de cada um. É a partir do movimento dinâmico proposto na condição vivida numa sessão de Psicomotricidade Relacional que se evidencia toda uma organização psíquica reveladora de desejos, de satisfações e prazeres, de frustrações e interditos, que é também geradora de fantasmas e conflitos inconscientes. O brincar livre, nesse contexto, é naturalmente revelador desses conflitos e das defesas utilizadas para deles se proteger (BATISTA; VIEIRA; LAPIERRE, 2021, p. 142).

De acordo com Lapierre e Aucouturier (2012), a trama e a articulação desses fantasmas pessoais são provocadas por meio dessa experiência pedagógica de movimento dinâmico com o intuito de facilitar a elaboração e reelaboração de situações vividas no passado pela pessoa de modo conflitual e repercutem em seu comportamento atual. Esse brincar livre, atualmente tão exigido nas propostas pedagógicas do professor de educação infantil, muitas vezes fica interditado ou exacerbado, devido a interditos ou demandas decorrentes de registros pessoais que inconscientemente modulam sobremaneira suas relações. Portanto, destaca-se aqui a importância desse tipo de abordagem na formação do educador, a qual possibilita ao participante ressignificar e desculpabilizar o prazer de brincar e criar para poder colocar em prática de maneira autêntica e ajustada o que se exige dele em sua lida cotidiana com a criança.

Figura 9 – Brincar livre

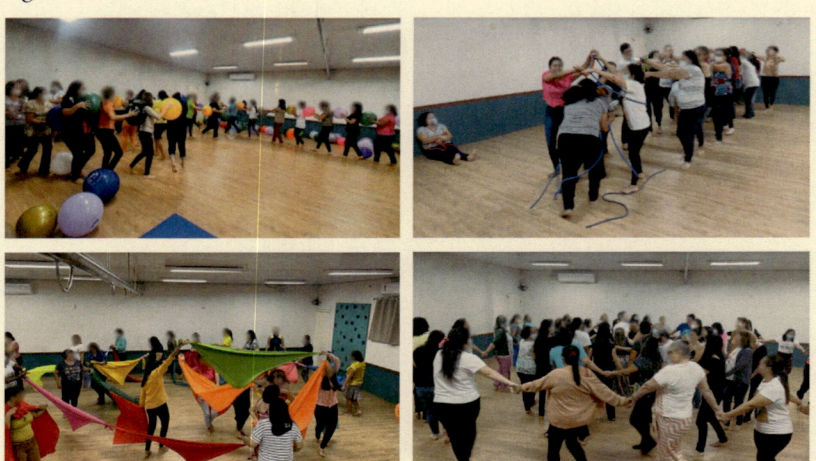

Fonte: elaborada pelas autoras

- **Tempo para relaxamento e reflexões pessoais:** tempo dedicado ao encontro consigo mesmo. Nesse momento, o participante é conduzido, por meio do tom da música, da voz e das provocações verbais do psicomotricista relacional, a um relaxamento guiado no qual se provoca a reflexão pessoal, estimulando uma analogia entre vivência simbólica pessoal durante a sessão e situações de vida real. Esse procedimento visa provocar o acesso a conteúdos inconscientes vivenciados no jogo livre, que decorrem de fatos vividos no passado do sujeito que deixaram registros positivos e também negativos, com a finalidade de facilitar sua elaboração e ressignificação, além de potencializar melhores condições de relações interpessoais e de saúde, equilíbrio e bem-estar.

Figura 10 – Tempo para relaxamento e reflexões pessoais

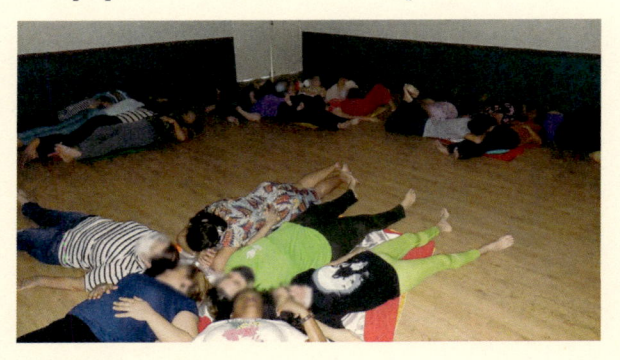

Fonte: elaborada pelas autoras

- **Ritual de saída:** nesse momento da sessão, os participantes aos poucos vão entrando em contato com a finalização do percurso vivencial. São conduzidos pelo profissional psicomotricista relacional a sentarem-se confortavelmente em círculo e fazerem um registro sobre o que foi possível constatar na vivência pessoal, descrevendo graficamente sentimentos e sensações evocados, facilitando, assim, sua representação. Depois desse primeiro momento, para organização inicial do que foi vivido, os participantes podem expressar de modo verbal, diante do grupo, como a sessão reverberou, suas percepções, sensações, incômodos ou mesmo se foi possível contatar seu prazer de brincar livre ou se percebeu-se com algum interdito, com tensões emocionais e até mesmo bloqueios. É um momento em que o educador, além de tomar consciência de seu potencial e de seus limites, pode assumi-los diante da escuta dos outros participantes do grupo. Momento também de identificação com os demais participantes ou mesmo com as crianças com quem atua, de consciência e fortalecimento de seu poder pessoal. Para Batista (2017), tal processo se desenrola à medida que se pode observar e identificar a construção de recursos internos para elaborar e lidar com as experiências emocionais inerentes ao encontro entre pessoas.

Figura 11 – Ritual de saída

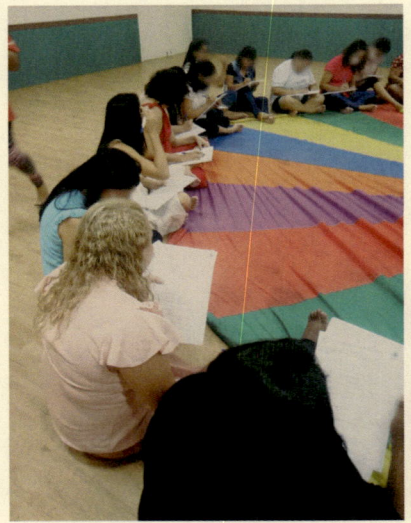
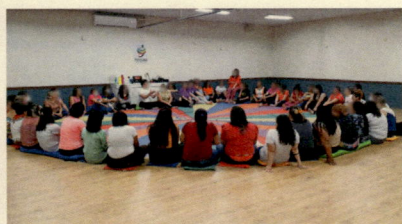

Fonte: elaborada pelas autoras

3.5 INSTRUMENTOS UTILIZADOS

Para a avaliação de impacto, utilizaram-se instrumentos com questões de caracterização sociodemográfica e laboral, além de escalas que avaliam estresse percebido, percepção autorreferida de saúde mental, competências relacionais e competências relacionais para o trabalho. Assim, foram utilizados cinco instrumentos para coleta de dados, em formato de questionários respondidos na plataforma Google Forms, aplicados antes da formação (pré-intervenção) e ao final da formação (pós-intervenção). Além disso, para avaliação de processo, foi utilizado registro pelos participantes coletados por meio de três instrumentos, sendo eles fichas de autoanálise e questionário de feedback aplicados ao final de cada módulo vivenciado, além de diários de campo realizados por facilitadores dos grupos.

3.5.1 Caracterização sociodemográfica e laboral

Utilizada para fornecer dados de caracterização da amostra, contemplando gênero, idade, etnia, filhos, religião, renda familiar e escolaridade. Instrumento elaborado pelas pesquisadoras do estudo, composto de 12 questões que abordam o objetivo da pesquisa.

3.5.2 Escala de estresse percebido

A *Escala de Estresse Percebido* (PSS-10) é um instrumento composto de 10 itens, sendo seis positivos e quatro negativos, tais como: com que frequência você ficou aborrecido por causa de algo que aconteceu inesperadamente?; com que frequência você sentiu que foi incapaz de controlar coisas importantes em sua vida?; com que frequência você esteve nervoso ou estressado? Foram respondidos em uma escala tipo Likert de frequência, variando de *nunca* (0) a *sempre* (4) (COHEN *et al.*, 1983), com sua confiabilidade e validade adequadas para adultos brasileiros (REIS; HINO; RODRIGUEZ-AÑEZ, 2010). No presente estudo, a escala obteve adequada consistência interna ($\omega = 0,81$).

Na sequência, para a classificação do Estresse Percebido, recorreu-se a quartis/percentil, uma adaptação para nomear o estado mental, estabelecendo pontos de corte por meio do escore geral obtido na soma das questões utilizadas, usando-os para a classificação de quartis, sendo considerados "quase nunca estressados" os professores com escore abaixo do percentil 25; "pouco estressados" com o percentil entre 25 e 50; "regular" com percentil entre 50 e 75; e "frequentemente" acima de 75.

3.5.3 Escala de percepção autorreferida sobre saúde mental

Foi criado um questionário com cinco questões sobre como o professor se sente e como tudo tem acontecido com ele durante o último mês, utilizando uma escala de Likert em que: (1) nunca, (2) uma pequena parte do tempo, (3) alguma parte do tempo, (4) a maior parte do tempo e (5) todo o tempo. Perguntas: "Quanto tempo você tem se sentido uma pessoa muito nervosa?"; "Quanto tempo você tem se sentido tão deprimido(a) que nada pode animá-lo(a)?"; "Quanto tempo você tem se sentido calmo(a) ou tranquilo(a)?"; "Quanto tempo você tem se sentido desanimado(a) e abatido(a)?" e "Quanto tempo você tem se sentido uma pessoa feliz?".

Na sequência, para a classificação da saúde mental, recorreu-se a quartis/percentil, uma adaptação para nomear o estado mental, estabelecendo pontos de corte por meio do escore geral obtido na soma das questões utilizadas, usando-os para a classificação de quartis, sendo considerada "muito ruim" a saúde mental dos professores com escore abaixo do percentil 25; "ruim" com percentil entre 25 e 50; "regular" com percentil entre 50 e 75; e "bom" acima de 75. No presente estudo, a escala obteve adequada consistência interna ($\omega = 0,84$)

3.5.4 Escala de percepção autorreferida de competências relacionais

Foi elaborado um questionário com 24 questões objetivas, utilizando uma escala de Likert em que: (1) nunca, (2) quase nunca, (3) às vezes, (4) na maioria das vezes e (5) todas as vezes. Nessa escala, indicava-se a frequência com que o professor se percebia em cada um dos aspectos questionados: "eu tenho facilidade para brincar"; "eu costumo brincar de modo dinâmico"; "eu sinto falta de ânimo para brincar"; "eu tenho facilidade para entrar no mundo imaginário da criança/adolescente/adulto"; "eu tenho facilidade para expressar emoções corporalmente (raiva, tristeza, alegria, medo etc.)"; "sou capaz de responder, por meio da comunicação corporal, à busca afetiva da criança/adolescente/adulto"; "eu expresso bem minhas intenções por meio da linguagem corporal"; "eu tenho facilidade de compreender o que o comportamento da criança/adolescente/adulto comunica"; "eu expresso minha agressividade"; "costumo paralisar diante da agressividade do outro"; "costumo responder à agressividade do outro"; "eu sinto que lido bem com minha agressividade";

"sinto-me cooperativo(a) na minha relação com os outros"; "eu tenho facilidade de viver relações conflituosas"; "sinto-me incluído(a) nos grupos sociais"; "prefiro estar e atuar sozinho(a)"; "gosto de propor soluções novas"; "tenho medo do julgamento dos outros"; "sinto-me capaz de lidar com os imprevistos"; "sinto-me bloqueado para expor novas ideias"; "eu confio em mim mesmo(a)"; "eu tenho capacidade de tomar iniciativa"; "eu me sinto autor(a) da minha própria vida"; e "eu invisto na realização dos meus sonhos". No presente estudo, a escala obteve adequada consistência interna (ω = 0,84).

3.5.5 Escala de percepção autorreferida de competências relacionais para o trabalho

Foi elaborado um questionário com 30 questões objetivas, utilizando uma escala de Likert em que: (1) nunca, (2) quase nunca, (3) às vezes, (4) na maioria das vezes e (5) todas as vezes. Nela, indicava-se a frequência com que o professor se percebia em cada um dos aspectos questionados: "prazer de brincar"; "capacidade de expressar sentimentos"; "entusiasmo"; "apatia"; "autoconfiança"; "capacidade de lidar com frustração"; "aceitação de si"; empatia; "liderança"; "iniciativa"; "autonomia"; "cooperação"; "competição"; "autoritarismo"; "espontaneidade"; "determinação"; "planejamento"; "inovação"; "pensamento organizado"; "flexibilidade de pensamento"; "capacidade de análise e síntese"; "capacidade de resolver problemas"; "dinamismo"; "falta de energia"; "inquietação corporal"; "dores musculares"; "restrições motoras"; "expressividade corporal de afeto e ternura"; "expressividade corporal de raiva e desacordo"; e "disponibilidade corporal". No presente estudo, a escala obteve adequada consistência interna (α = 0,92).

3.5.6 Fichas de autoanálise

O sujeito descreveu as sensações vividas, as memórias, lembranças evocadas durante a vivência, o que pôde constatar sobre a vivência cotidiana do trabalho.

Após o momento da vivência prática, de acordo com a proposta da sessão, com o material utilizado e com a vivência subjetiva de cada participante, era destinado um momento para reflexão e para registro sobre suas sensações, seus sentimentos e suas emoções em relação ao que havia sido vivenciado por cada um e sua utilidade para sua vida pessoal e profissional.

3.5.7 Questionário de *feedback* final dos módulos

Ao final de cada módulo, além da autoanálise para registros de reflexões, foi aplicado um questionário para *feedback*, contendo perguntas norteadoras e solicitando que o participante respondesse às questões da forma mais sincera possível; não havia certo ou errado, apenas sua opinião. No questionário destinado aos módulos práticos havia três perguntas, entre elas: 1. "Que nota de 1 a 10 você daria ao profissional que conduziu o encontro"; 2. "Que nota de 1 a 10 você daria para a equipe de organizadores do ÍNTEGRA". Já na pergunta 3, havia afirmativas para que o participante classificasse de 1 a 5, com o valor correspondente à opinião dele, contendo cinco itens: a) "O encontro foi importante para minha atuação profissional como educador da primeira infância?"; b) "A temática abordada foi importante para a minha vida pessoal?" c) "Sinto-me motivado a continuar participando dos encontros."; d) "Compreendo que esses momentos formativos são importantes para minha prática profissional"; e) "Na verdade, acho uma perda de tempo estar aqui.".

3.6 GARANTIAS ÉTICAS AOS PARTICIPANTES DA PESQUISA

A pesquisa seguiu as normas aplicáveis às pesquisas em Ciências Humanas e Sociais, dispostas na Resolução nº 466, de 7 de abril de 2016, do Conselho Nacional de Saúde (CNS).

A participação na pesquisa foi voluntária e o participante poderia deixar de participar ou retirar o consentimento e assentimento a qualquer instante ou, ainda, descontinuar a participação se assim o preferisse, sem nenhum tipo de penalização ou prejuízo de qualquer natureza. Se, em alguma ocasião, o participante se sentisse constrangido e/ou incomodado em participar, poderia se recusar a participar.

A pesquisa foi planejada com o objetivo de apresentar o mínimo possível de riscos, garantindo liberdade e privacidade aos alunos caso se sentissem constrangidos ou desconfortáveis durante o preenchimento dos questionários, bem como ao participar das sessões práticas. Foram esclarecidas previamente aos participantes todas as etapas da pesquisa e o processo de consentimento e do assentimento livre e esclarecido, que envolve o Termo de Consentimento Livre e Esclarecido (TCLE) e a autorização de direitos de imagens, utilizando-se de linguagem clara e acessível. Os dados coletados serão utilizados apenas para fins de pesquisa, sem identificação, de modo a assegurar a confidencialidade, a privacidade, a proteção da imagem e a não estigmatização dos participantes. A divulgação dos resultados também será feita de modo a não os identificar, sendo garantido o acesso livre aos resultados.

Foram fornecidos à SME de Fortaleza os dados pessoais da pesquisadora, como endereço, telefone e e-mail, para contato imediato em casos de dúvidas ou necessidade de informações, bem como na possível ocasião de danos ou prejuízos decorrentes da pesquisa. Caso acontecesse alguma intercorrência no momento da aplicação dos questionários ou durante as sessões práticas, os participantes poderiam entrar em contato com a pesquisadora, que iria auxiliá-los no que fosse necessário.

3.7 ANÁLISE DE DADOS

Para verificar a normalidade dos dados, foi utilizado o teste de Kolmogorov-Smirnov e uma correlação de Spearman entre saúde mental, estresse, competências relacionais, competências relacionais no trabalho, idade e tempo de trabalho. Foi realizado um teste t de medidas repetidas com o objetivo de investigar em que medida a capacitação era capaz de ampliar os níveis de saúde mental e competências relacionais, assim como reduzir os níveis de estresse percebido na amostra. Os dados coletados foram colocados no programa SPSS da plataforma IBM SPSS STATISTICS, versão 20 para Windows, de maneira descritiva em percentual.

Já para a análise qualitativa, avaliou-se, por meio de questionários estruturados, perguntas abertas e fichas de autoanálise aplicadas durante todo o processo, os conteúdos abordados, quanto à motivação para continuar investindo na formação, à importância dos conteúdos para a vida pessoal e para a atuação profissional do educador da primeira infância. Gibbs (2009) relata que dados qualitativos são essencialmente significativos e mostram grande diversidade. Ademais, os estudos qualitativos possibilitam análises mais aprofundadas, considerando os aspectos de experiências humanas no âmbito pessoal, familiar e cultural (CASTRO *et al.*, 2010).

Também se utilizou o software IRAMUTEQ, que permite fazer análises estatísticas sobre corpus textuais e tem como objetivo alcançar diferentes classes por meio de segmentos de texto (ST) que apresentem vocabulário com similitude entre si e diferenças dos segmentos de texto das demais classes. Também oferece diferentes possibilidades de análises baseadas na estatística de texto para obter nuvens de palavras. Na presente pesquisa foi realizada a análise Classificação Hierárquica Descendente (CHD), para o reconhecimento do dendograma com as classes que surgiram, considerando p < 0,05. Vale ressaltar que, apesar de o programa oferecer resultados expressivos, estes não são independentes da análise e perspectiva do pesquisador na definição e interpretação das categorias de análise. Por fim, foi realizada a nuvem de palavras para cada classe gerada.

RESULTADOS

4.1 RESULTADOS QUANTITATIVOS

A Tabela 1 mostra os dados da caracterização da amostra. A pesquisa contou com uma amostra de 298 participantes, com média de 44,3 anos de idade (DP = 7,42), sendo a maioria mulher (f = 297; 99,70), casada (f = 193; 61,70%), parda (f = 177; 59,40%), com filhos (f = 218; 73,20%), religiosa (f = 277; 93,00%) e com pós-graduação (f = 237; 79,50%). Possuem uma média de 43,20 horas semanais de trabalho (DP = 7,89).

Tabela 1 – Caracterização sociodemográfica

		f	%
Sexo	Masculino	1	00,30%
	Feminino	297	99,70%
Como você se considera?	Branco	93	31,20%
	Pardo	177	59,40%
	Mulato	4	1,30%
	Negro	15	5,00%
	Não sei	5	1,70%
Possui filhos?	Sim	218	73,20%
	Não	80	26,80%
Possui religião?	Sim	277	93,00%
	Não	21	7,00%
Escolaridade	Superior completo	61	20,01%
	Pós-graduação	237	79,50%

Fonte: elaborada pelas autoras

O Gráfico 1, a seguir, mostra os resultados quanto à percepção autorreferida sobre saúde mental dos participantes no início e no final da pesquisa. Observa-se que na pré-intervenção 23,44% dos participantes percebiam sua saúde mental entre boa ou muito boa, enquanto na pós-intervenção 55% se percebiam nessa condição. Com esses dados, percebe-se um aumento de 31,56% nos percentuais da classificação da saúde mental autorreferida entre boa ou muito boa nas respostas dos participantes. Por outro lado, na pré-intervenção 47,75% dos participantes classificaram sua percepção autorreferida sobre saúde mental como ruim ou muito ruim, enquanto na pós-intervenção 25% dos participantes se percebiam nessa condição. Esses resultados refletem uma diminuição de 22,75% nos percentuais da classificação da saúde mental entre ruim ou muito ruim nas respostas dos participantes. O teste de t de amostras repetidas demonstra que essa diferença é significativa ($p < 0,05$) entre pré e pós-teste com um tamanho de efeito médio (Cohen's $d = 0,62$). Ressalta-se, assim, que após a intervenção houve um aumento significativo quanto à classificação dos participantes no que se refere à qualidade da percepção autorreferida sobre saúde mental.

Gráfico 1 – Resultados dos dados coletados pela escala de percepção autorreferida sobre saúde mental retratando dados de pré e pós-intervenção

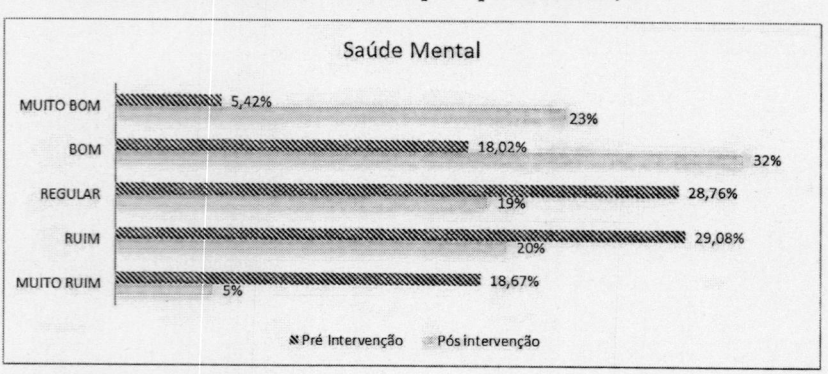

Fonte: elaborado pelas autoras

O Gráfico 2 retrata resultados quanto ao estresse percebido antes e depois da intervenção. Observa-se que na pré-intervenção 25,79% dos participantes relataram se perceber com estresse muito frequentemente e frequentemente, enquanto na pós-intervenção 16% se percebiam com estresse entre muito frequentemente e frequentemente. Esses resultados refletem uma diminuição de aproximadamente 9,8% dos participantes que relataram sintomas de estresse percebido entre muito frequentemente e frequentemente.

Por outro ângulo, um número de 47,25% dos participantes se apresentou com estresse percebido na pré-intervenção pouco ou quase nunca, enquanto na pós-intervenção observa-se um número de 59% dos participantes com estresse percebido na pré-intervenção como pouco ou quase nunca. Esses resultados refletem um aumento de 11,75% dos participantes que relataram sintomas de estresse percebido entre muito pouco ou quase nunca com estresse percebido. O teste de t de amostras repetidas demonstra que essa diferença é significativa (p < 0,05) entre pré e pós-teste com um tamanho de efeito pequeno (Cohen's d = 0,29).

Em resumo, observa-se que após a intervenção a maioria dos participantes se classificava com estresse percebido pouco ou quase nunca.

Gráfico 2 – Resultados dos dados coletados pela escala de estresse percebido retratando dados de pré e pós-intervenção

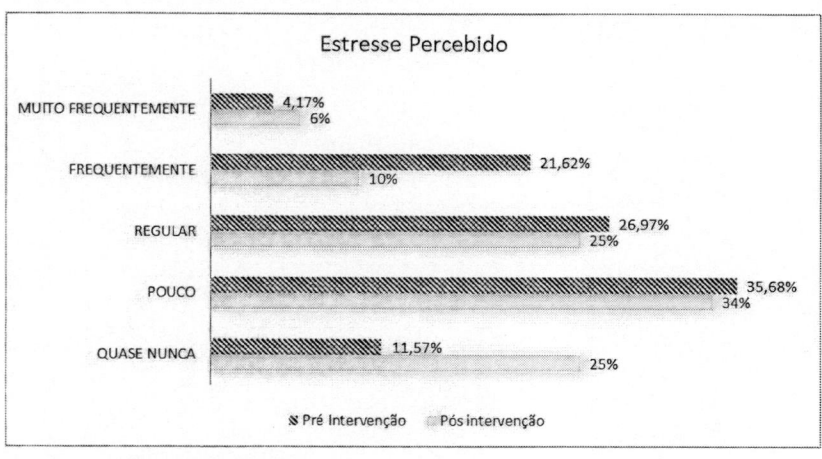

Fonte: elaborado pelas autoras

O Gráfico 3 retrata resultados quanto a competências relacionais antes e depois da intervenção. Observa-se que na pré-intervenção 48% dos participantes relataram se perceber com competências relacionais autorreferidas entre boa e muito boa, enquanto na pós-intervenção 47,3% se percebiam com competências relacionais autorreferidas entre boa e muito boa. Esses resultados refletem uma diminuição de aproximadamente 0,7% de participantes que relataram se perceber com competências relacionais entre boa e muito boa.

Por outro lado, 31% dos participantes se apresentaram com competências relacionais autorreferidas na pré-intervenção nos quesitos ruim ou muito ruim, enquanto na pós-intervenção observa-se 29,92% dos participantes com competências relacionais autorreferidas enquadradas nos quesitos ruim ou muito ruim. Esses resultados refletem uma diminuição de 1,08% dos participantes que relataram competências relacionais autorreferidas entre ruim ou muito ruim. O teste de t de amostras repetidas demonstra que essa diferença não foi significativa (p = 0,144), o que sugere a necessidade de aprofundamentos no estudo do que pode estar influenciando o aumento ou a redução dessas competências relacionais.

Gráfico 3 – Resultados dos dados coletados pela escala de percepção autorreferida das competências relacionais, retratando dados de pré e pós-intervenção

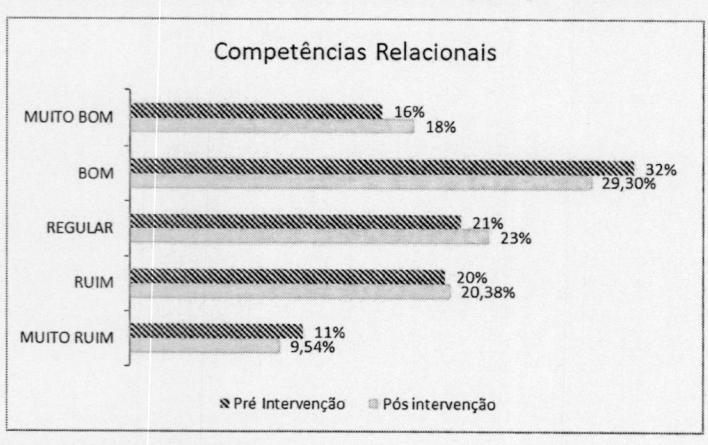

Fonte: elaborado pelas autoras

O Gráfico 4 aponta resultados quanto a competências relacionais para o trabalho antes e depois da intervenção. Na pré-intervenção é possível observar que 54% dos participantes relataram se perceber com competências relacionais para o trabalho nos quesitos entre muito bom e bom, enquanto na pós-intervenção 69,75% se percebiam com competências relacionais no trabalho entre muito bom e bom. Esses resultados refletem um aumento de aproximadamente 15,75% de participantes que relataram perceber sua competência relacional para o trabalho entre muito boa e boa.

Por outro ângulo, 24,69% dos participantes se autorreferiram, nos quesitos ruim ou muito ruim, com competências relacionais para o trabalho na pré-intervenção, enquanto na pós-intervenção observa-se 23% dos participantes com competências relacionais autorreferidas enquadradas nos quesitos ruim ou muito ruim. Esses resultados refletem uma diminuição de 1,69% dos participantes que se autorreferiram, nos quesitos ruim ou muito ruim, com competências relacionais para o trabalho. O teste de t de amostras repetidas demonstra que essa diferença é significativa ($p < 0,05$) entre o pré e pós-teste, apesar do tamanho de efeito considerado irrisório (Cohen's $d = 0,13$) percebem-se mudanças positivas após a intervenção.

Gráfico 4 – Resultados dos dados coletados pela de escala de percepção autorreferida de competências relacionais para o trabalho, retratando dados de pré e pós-intervenção

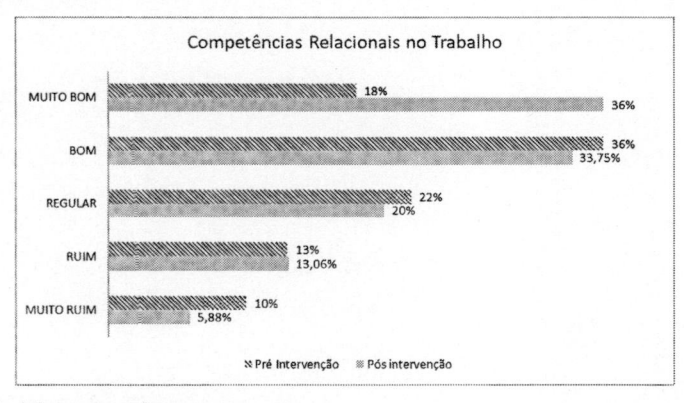

Fonte: elaborado pelas autoras

A seguir, serão apresentados os resultados da análise de correlação de Spearman considerando o conjunto principal de variáveis: percepção autorreferida sobre saúde mental, estresse percebido, percepção autorreferida de competências relacionais e percepção autorreferida de competências relacionais para o trabalho dos participantes ao iniciarem a formação (sem intervenção) e ao final.

Assim, apresenta-se o impacto percebido a partir da participação dos educadores na formação, assim como apontam os dados a seguir.

As Tabelas 2 e 3 mostram a correlação entre as variáveis no início e no final da pesquisa. Embora tenha encontrado uma correlação baixa, o estudo mostrou que quanto maior eram os valores de estresse percebido, menor era a disponibilidade para as competências relacionais tanto nos dados coletados antes da intervenção quanto no final (r -0,307**) (r -0,207**), sucessivamente. O estresse percebido mostrou também uma correlação negativa para as percepções autorreferidas de competências relacionais para o trabalho tanto nos dados coletados antes da intervenção quanto no final (r -0,211**) (r -0,184**). Também se observa que houve uma correlação positiva quanto às variáveis percepção autorreferida de competências relacionais e percepção autorreferida de competências relacionais para o trabalho, indicando que quanto maior o índice de percepção autorreferida de competências relacionais, melhores foram os valores na percepção autorreferida de competências relacionais para o trabalho (r 0,395**) (r 0,363**).

Além disso, houve uma correlação positiva quanto às variáveis percepção autorreferida de saúde mental e percepção autorreferida de competências relacionais para o trabalho, indicando que quanto maior o índice de percepção autorreferida de saúde mental, melhores foram os valores na percepção autorreferida de competências relacionais para o trabalho (r 0,254**) (r 0,165**).

Tabela 2 – Correlação entre as classificações das variáveis percepção autorreferida sobre saúde mental, estresse percebido, competências relacionais e competências relacionais para o trabalho antes da intervenção

Grupo inicial sem intervenção	r	p
Estresse percebido × percepção autorreferida de competências relacionais	-0,307**	0,000
Estresse percebido × percepção autorreferida de competências relacionais para o trabalho	-0,211**	0,000
Percepção autorreferida de saúde mental × percepção autorreferida de competências relacionais para o trabalho	0,254**	0,004
Percepção autorreferida de competências relacionais × percepção autorreferida de competências relacionais para o trabalho	0,395**	0,000

** Correlação significativa levando em consideração 0,01.
Fonte: elaborada pelas autoras

Tabela 3 – Correlação das classificações das variáveis percepção autorreferida sobre saúde mental, estresse percebido, competências relacionais e competências relacionais para o trabalho no final da intervenção

Grupo final pós-intervenção	r	p
Estresse percebido × percepção autorreferida de competências relacionais	-0,207**	0,000
Estresse percebido × percepção autorreferida de competências para o trabalho	-0,184**	0,000
Percepção autorreferida de saúde mental × percepção autorreferida de competências para o trabalho	0,165**	0,004
Percepção autorreferida de competências relacionais × percepção autorreferida de competências para o trabalho	0,363**	0,000

** correlação significativa levando em consideração 0,01.
Fonte: elaborada pelas autoras

A seguir serão apresentados os resultados quantitativos quanto à avaliação do impacto do programa sobre a qualidade dos módulos da formação, em que os Gráficos 5, 6, 7, 8 e 9 mostram os resultados quanto à pergunta sobre se os encontros dessa formação foram importantes para os profissionais como educadores da primeira infância.

O Gráfico 5 indica que 99,7% dos participantes responderam que concordam ou concordam totalmente que a temática abordada nos encontros foi importante para sua vida pessoal.

Gráfico 5 – Importância da temática abordada para minha vida pessoal

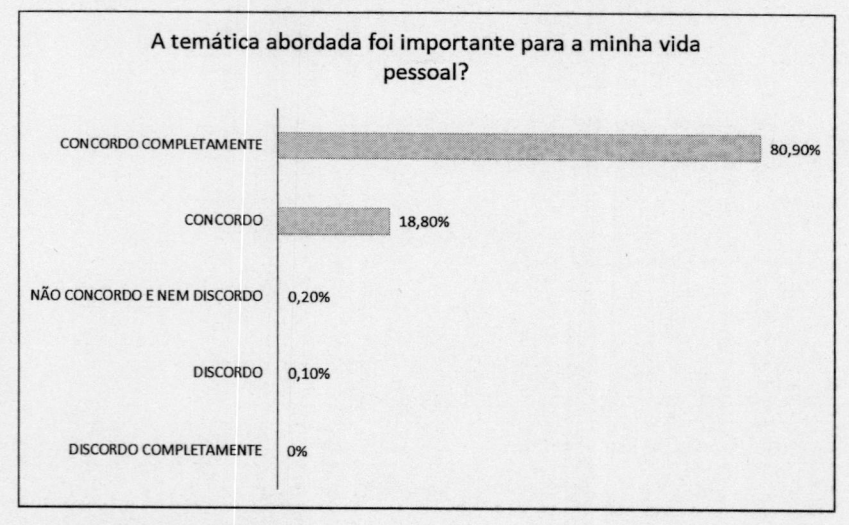

Fonte: elaborado pelas autoras

O Gráfico 6 mostra que 99,7% dos participantes concordam ou concordam totalmente que a temática abordada nessa formação é importante para a vida profissional.

Gráfico 6 – Importância da temática abordada para minha vida profissional

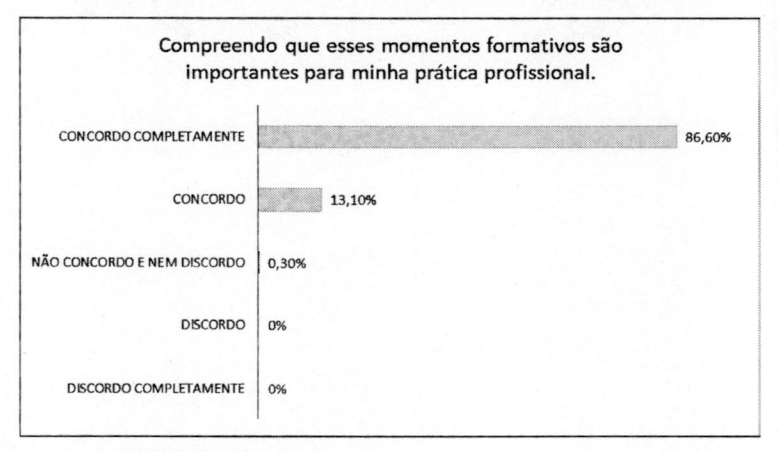

Fonte: elaborado pelas autoras

O Gráfico 7, retratado a seguir, aponta que 99,97% dos participantes relatam que concordam ou concordam totalmente que os encontros dessa formação foram importantes para sua prática profissional como educador da primeira infância.

Gráfico 7 – Importância dos encontros para prática profissional como educador da primeira infância

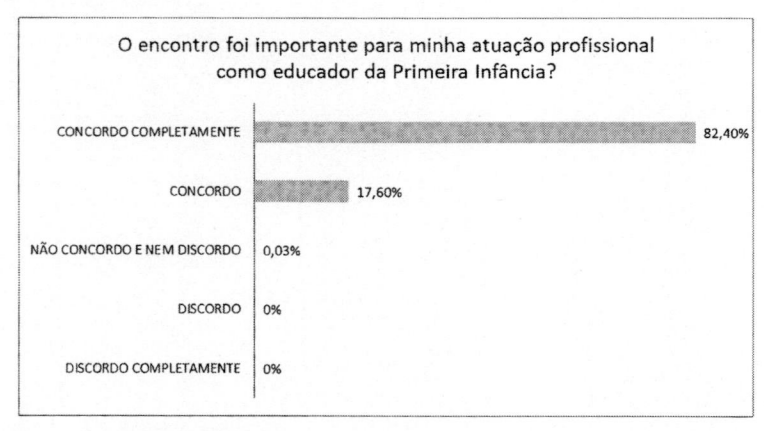

Fonte: elaborado pelas autoras

O Gráfico 8 mostra que 82,7% dos participantes concordam totalmente e 17% dos participantes concordam que se sentiram motivados a participar dos próximos encontros.

Gráfico 8 – Motivação para continuar participando dos encontros

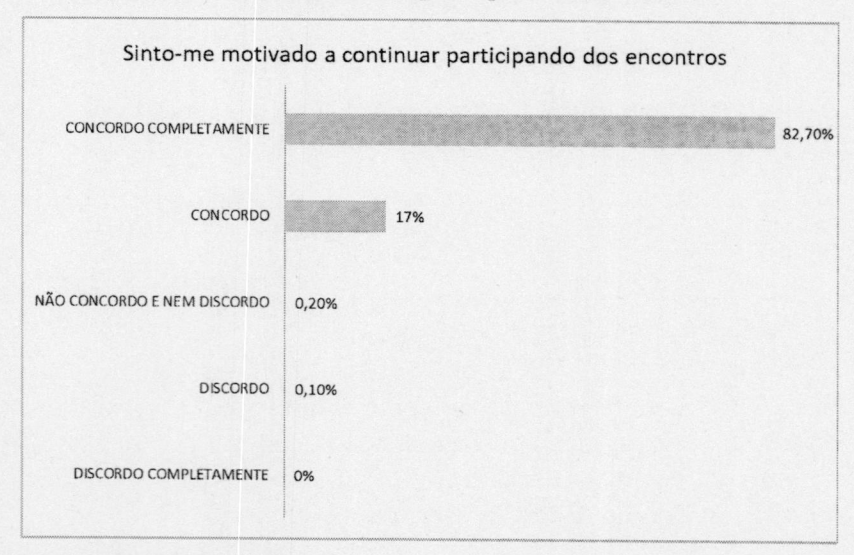

Fonte: elaborado pelas autoras

O Gráfico 9 mostra que 98,1% acham que não é uma perda de tempo participar dos encontros, discordando totalmente dessa afirmativa, ao passo que apenas 1,9% acha que é uma perda de tempo participar das formações.

Gráfico 9 – Feedback do tempo despendido ao programa

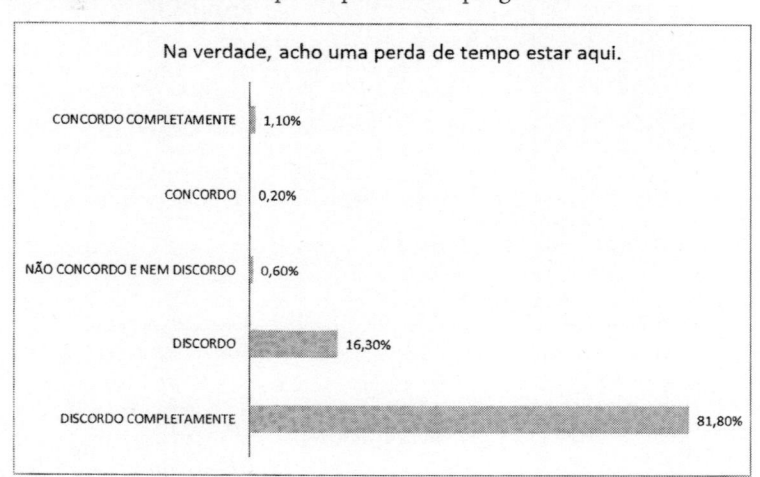

Fonte: elaborado pelas autoras

4.2 RESULTADOS QUALITATIVOS

4.2.1 Avaliação subjetiva dos professores nas sessões práticas

A abordagem da Psicomotricidade Relacional aplicada à formação pessoal dos educadores teve resultado em melhores indicativos de desenvolvimento socioemocional, com destaque ao desencadeamento de sensibilidade e consciência da importância do autoconhecimento para aprimoramento de habilidades de autorregulação, de consciência social, de relacionamento social e tomada de decisões responsáveis.

Os resultados colhidos a partir dessa experiência indicaram que as habilidades e competências socioemocionais dos educadores foram estimuladas positivamente, contribuindo para o aumento da saúde mental, do desejo de viver com prazer, de aprender, de criar e de integrar o comprometimento e a responsividade com a comunidade escolar, com respostas construtivas às pressões emocionais e às vulnerabilidades e desigualdades a que estão sujeitos os educadores infantis, especialmente quando se aborda o contexto de educação infantil na escola pública. Além disso, constatou-se uma expressiva motivação do educador para participar de cada momento formativo, excelente avaliação quanto aos conteúdos abordados e sua relação com a atuação do profissional educador da primeira infância. Esses resultados puderam ser observados a partir de alguns depoimentos dos professores nas sessões práticas, conforme os Quadros 3, 4, 5 e 6.

Quadro 3 – Resposta de alguns depoimentos das sessões práticas com a bola

Depoimentos do módulo presencial com material – bola
"O resgate da infância foi algo surpreendente. Ver a brincadeira livre com um olhar ainda mais inocente, mesmo quando há agressividade, trouxe uma reflexão bastante pertinente para a minha prática docente cotidiana. A brincadeira livre é mais que prazer, a brincadeira ensina a conviver." (Participante 5 - G15)
"Essa vivência desperta o gosto pela brincadeira e autonomia. Destaca a importância de que as crianças sejam as protagonistas, que tenham seus direitos garantidos de aprender brincando, expressar e participar. Essa formação tão divertida me ensinou muito neste sentido." (Participante 16 - G27).
"Como aprendizagem levo a importância de as crianças terem tempo para experimentarem sua infância, se descobrirem, atuarem e aprenderem como seres brincantes. Levo de aprendizagem para minha vida profissional, o olhar mais atencioso, com mais empatia, amor e ludicidade." (Participante 19 - G13).
"A vivência de hoje foi muito importante para mim, pois pude me desconectar com os problemas e me libertar, ou libertar a criança que sempre tive em mim que estava adormecida em virtude aos obstáculos e pedras do cotidiano. Estou saindo desse encontro mais leve, é como deixasse um peso que tinha em mim nas brincadeiras aqui abordadas. Feliz pela formação e já ansiosa pela próxima. Todo aprendizado de hoje irei aplicar em sala de aula de forma positiva!!" (Participante 5 - G20)
"Falar sobre a importância de brincar na infância é algo muito recorrente na vida de nós, profissionais da educação infantil, contudo vivenciar essa prática é algo extraordinário. Quando falo eu não sinto ao fundo aquilo que acontece quando eu pratico. Hoje eu me diverti demais, me senti uma criança novamente e pude perceber o quão bom e importante isso é para os meus alunos. Esse momento fez-me perceber como alguém. Parte de uma sociedade que precisa de interação e descontração. Me fez valorizar o tato de brincar, na prática. A parte da reflexão e do descanso foi ainda mais valoroso. Pude perceber que preciso cuidar de mim além de cuidar do outro. Me sinto renovada após esse momento. Chegarei na escola hoje uma outra profissional! Obrigado!" (Participante 11 - G13)

Fonte: elaborado pelas autoras

Quadro 4 – Resposta de alguns depoimentos das sessões práticas com a corda

Depoimentos do módulo presencial com material – corda
"Esta vivência com cordas contribuiu para que eu pudesse lembrar no meu dia a dia com as crianças de que com um material há várias possibilidades de brincar e que cada um pode encontrar a melhor forma onde encontre satisfação na brincadeira. Com meus colegas de trabalho posso entender que o trabalho em grupo é mais eficaz que sozinho. Em família posso vivenciar momentos alegres e agradáveis com coisas simples." (Participante 28 – G4)
"Foi uma troca de experiências vividas na infância, aprendi e ensinei durante essa vivência maravilhosa. Percebi que durante minha rotina do dia a dia, a minha criança interior precisa ser aflorada mais vezes para que eu possa me sentir tão bem quanto me senti no dia da formação." (Participante 8 – G26)
"Me proporcionou uma viagem com emoções, afetos e compromissos para comigo mesma e em relação às crianças, as quais também precisam de acolhimento, segurança e proteção.... O acolher e proteger é de suma importância para o trabalho em educação infantil." (Participante 15 – G20)
"Estou me sentindo integrada, pertencente, acolhida e muito amada. A vivência despertou em mim o sentido da unicidade. Passei muito tempo me afastando dos outros, perdendo contato e essa oportunidade da Psicomotricidade Relacional está me fazendo sentir a importância novamente do outro em minha vida, está me mostrando que eu não preciso ter medo dos outros, eles estão comigo para nossa evolução e não para me prejudicar. Esse sentido está me deixando mais segura, mais confiante, mais fortalecida. Só gratidão por essa experiência." (Participante 23 - G2)
"Assim como no encontro passado, tive a oportunidade de me conectar comigo mesma e refletir acerca do cuidado comigo e até da minha prática em sala (parece inevitável não pensar no lado profissional). Avalio que a cada encontro consigo, cada vez mais me desprender de certas 'amarras' do cotidiano, rotina, e consigo enxergar outros ângulos e possibilidades na minha existência. Nesse sentido, desfrutar de formações como essa abre novos espaços tanto para a minhas relações pessoais quantos para o meu trabalho com crianças pequenas, uma vez que me torno cada vez mais sensível para questões voltadas a escuta, tempo, cuidar de si, o outro, etc." (Participante 22 - G1)

Fonte: elaborado pelas autoras

Quadro 5 – Resposta de alguns depoimentos das sessões práticas com o tecido

Depoimentos do módulo presencial com material – tecido
"Para meu trabalho com as crianças levo dessa vivência a confirmação de que precisamos estar sempre disponíveis, abertas à necessidade das crianças, considerando suas especificidades, diferenças individuais e o grupo familiar ao qual pertencem, ter no carinho uma ferramenta indissociável das ações pedagógicas e a premissa de que nosso corpo tem que estar sempre alinhado com a nossa fala, pois as expressões corporais transmitem nossa disponibilidade à proximidade, à troca de afeto, ao carinho." (Participante 12 - G25)
"A vivência de hoje mais uma vez foi um espetáculo, pra mim uma das melhores, não deixando a dizer que as outras não foram maravilhosas, foram sim. Mas a de hoje foi de grande importância para a autoestima." *(Participante 10 – G21)*   *"Quando nos sentimos importantes para alguém, nos sentimos úteis, e hoje me trouxe essa reflexão do que sei fazer e posso demonstrar afetividade para o outro. O momento de interação, relaxamento me faz refletir e repensar em algumas práticas cotidianas do meu dia a dia, tanto pessoal como profissional. E sem dúvida esse momento oportuno a mim será de grande utilidade [para] a minha vida profissional e pessoal." (Participante 9 - G5)*

Fonte: elaborado pelas autoras

Quadro 6 – Resposta de alguns depoimentos das sessões práticas com o próprio corpo

Depoimentos do módulo presencial com material – próprio corpo
"Fiz o link com o nosso trabalho com as crianças onde a comunicação é muito mais além das palavras... lemos gestos e expressões buscando a maior compreensão do que elas necessitam e assim ajudá-las em seu desenvolvimento e pertencimento social." (Participante 2 - G21)
"Sentimentos de união, flexibilidade, pertencimento e até proteção são os que afloram no cotidiano das relações com colegas de trabalho e com as crianças no CEI que promovem crescimento e confiança." (Participante 20 - G11)
"Me senti fortalecida e estimulada a ser parceira mediadora das explorações e aprendizagens das crianças com as quais convivo. Foi exatamente como me senti ao brincar com os colegas na formação." (Participante 10 - G10).

Depoimentos do módulo presencial com material – próprio corpo
"Esse momento foi importante no despertar de se deixar ser cuidada, em ter a presença do outro ao seu lado lhe dando afeto, podendo retribuir o afeto da mesma forma que você recebeu. É interessante você poder doar o afeto ao outro com o olhar como se fosse você que estivesse recebendo esse carinho."   *"Gratidão à Prefeitura de Fortaleza por ter nos proporcionado essa formação que levarei como prática na minha vida pessoal e profissional, parabéns à ÍNTEGRA por ter nos permitido com todo o carinho, atenção e aos profissionais. Maravilhoso, gratidão a toda a equipe. Que Deus continue abençoando a vida de cada um com muita saúde e sabedoria. Um grande abraço." (Participante 4 - G5)*
"O encontro foi muito importante para minha vida no aspecto pessoal e profissional. Deixar ser cuidada é desafiador, uma vez que todos os colegas com quem nos encontramos não nos conhecem totalmente. Dessa forma, sentir-se vulnerável e desconfortante. Porém, no decorrer do processo, ao sentir que o outro nos encontrou e está ali para oferecer segurança, torna a atividade prazerosa. A secretária de educação de Fortaleza foi muito assertiva em planejar essas atividades para os professores com o grupo ÍNTEGRA, além de conhecimento, trouxe qualidade de vida aos educadores." (Participante 6 - G6)

Fonte: elaborado pelas autoras

4.2.2 Avaliação qualitativa do impacto do programa

É fato que os educadores estabelecem relações de intensa entrega emocional com a escola e com as crianças, envolvendo um desgaste físico e emocional, e muitas vezes não se deixam cuidar, acham que têm que cuidar de todos e dar conta de tudo sem priorizar um tempo para si.

Percebeu-se que o investimento na qualidade da comunicação corporal tônica-emocional com a criança, na expressão clara do desejo do adulto para estar com ela desde o primeiro encontro, por meio de sua alegria, seu afeto, seu olhar, sua fala, seu toque; que a vivência da importância do afeto no processo de desenvolvimento pessoal de si como meio facilitador do desenvolvimento das crianças que educam e cuidam; que o estímulo à escuta e ao acolhimento das próprias demandas, à aceitação das diferenças, à libertação de censuras e julgamentos próprios quanto ao cuidar e ser cuidado parecem ter fortalecido no educador o desejo de existir positivamente para si e para o outro, para estar bem consigo e poder cuidar melhor dos bebês, fato que se pode observar nos testemunhos escritos e falados (gravados) de seus depoimentos e, também, em registros de suas reflexões pessoais.

A análise de impacto qualitativo organizou-se em torno de conteúdos de autoanálise e reflexões pós-vivências provocadas por instrumentos utilizados durante a formação e que foram enquadrados em três classes: Classe 1 – Efeitos pessoais gerados pela formação; Classe 2 – Efeitos das temáticas vivenciadas para a formação profissional; Classe 3 – Impacto da formação na prática docente cotidiana.

A **Classe 1** traz conteúdos acerca dos efeitos pessoais mais gerais coletados nas formações realizadas pelo ÍNTEGRA. Os participantes apontam que os módulos trouxeram crescimento pessoal em suas vidas quanto a sentimentos de autoconfiança, espontaneidade, afetividade e prazer de brincar livre. As autorreflexões tiveram impacto positivo sobre as situações que vivenciam com as crianças na creche. Retratam, ainda, que o curso gerou uma percepção ampliada da importância do cuidado afetivo, respeito e sensibilidade às diferenças individuais com atenção especial às relações pessoais com as crianças e familiares com quem trabalham. Esses conteúdos estão retratados nas frases e depoimentos dos participantes e na nuvem de palavras a seguir.

Quadro 7 – Alguns depoimentos dos efeitos pessoais gerados pela formação

> *"Após iniciar esta formação sinto-me mais autoconfiante, já consigo me perceber mais livre, mais realizada e também mais feliz, capaz de aprofundar conversas, falar de mim, dos meus sentimentos, dos meus medos e dos meus anseios, está sendo libertador."* (Participante 1 - G28)

> *"Trouxe comigo o quão errada eu estava em não perceber a importância de cuidar de mim e me autoconhecer, pois [...] cuidando de mim eu cuido do outro, eu percebo o outro, eu entendo o outro. Como coordenadora de CEI, vivenciei o valor da afetividade e presença com aqueles que trabalho e que me cercam e o quanto algumas vezes deixo de lado por n fatores. Levo a reflexão de que se temos apoio e união muitas vezes conseguimos superar muitos obstáculos." (Participante 4 - G27)*
>
> *"Melhorou bastante a minha percepção do que está ao meu redor, tanto no pessoal quanto no profissional. Passei a lidar melhor com as frustrações do dia a dia e acolher mais adequadamente as crises de frustrações das crianças." (Participante 31 – G20)*

Fonte: elaborado pelas autoras

Figura 12 – Nuvem de palavras dos efeitos pessoais gerados pela formação

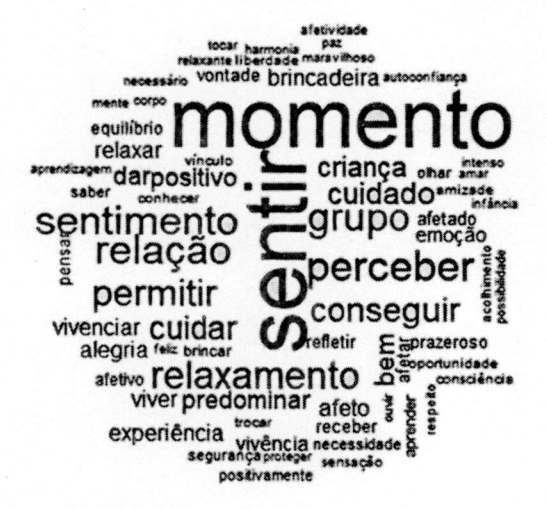

Fonte: elaborada pelas autoras

A **Classe 2** retrata as avaliações dos participantes, mais especificamente, acerca das experiências que tiveram nos encontros vivenciados para a formação profissional. Eles avaliam as experiências como bastante positivas, elogiando as atividades lúdicas desenvolvidas. Relatam que o "curso" foi leve e apontam como algo que proporcionou experiências benéficas para a vida, nesse momento de pós-pandemia, proveitosas e enriquecedoras pelo conhecimento que geraram. Esses conteúdos estão retratados nas frases e depoimentos dos participantes e na nuvem de palavras a seguir.

Quadro 8 – Alguns depoimentos dos efeitos das temáticas vivenciadas para a formação profissional

"Considero o curso muito leve, bom e positivo. A experiência foi muito enriquecedora. Foram novos saberes e aprendizagens bastantes valorosas. Gostei de como foi elaborado." (Participante 23 - G2)
"Eu avalio o curso como muito bom. Para nós, professores de educação infantil, é uma grande oportunidade reconhecer e experimentar na união entre conteúdo teórico e cuidado socioemocional novas possibilidades de aprendizagem que são semelhantes ao modo de aprender da criança, sejam elas de iniciativa própria ou de iniciativa do outro." (Participante 25 - G27)
"Me ajudou a manifestar e reconhecer minhas emoções de forma diferente, a perceber a importância de cuidar das relações e que isso é parte indissociável do processo" (Participante 26 - G15)

Fonte: elaborado pelas autoras

Figura 13 – Resultados da nuvem de palavras dos efeitos das temáticas vivenciadas para a formação profissional

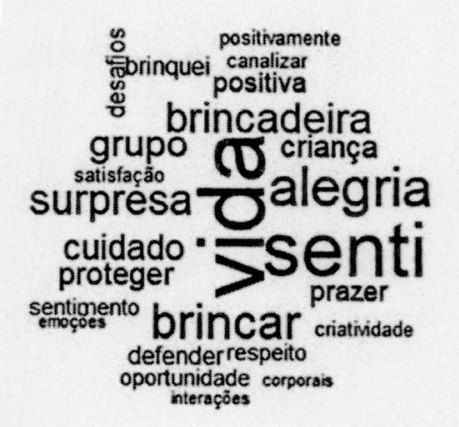

Fonte: elaborada pelas autoras

A **Classe 3** aborda o aprendizado obtido por meio do curso de formação e como ele pode ser útil para o dia a dia de trabalho dos participantes. Estes relatam que o conhecimento aprendido é prático para o cotidiano de trabalho na educação infantil de maneira significativa, ajudando na qualidade das relações socioafetivas e, também, a lidar com situações estressoras, além de favorecer o modo de expressar os próprios sentimentos. Destacam, em suma, o importante papel dessa formação para a mudança de padrão de comportamentos, de percepção do outro e das relações socioemocionais. Esses conteúdos estão retratados nas frases e depoimentos dos participantes e na nuvem de palavras a seguir.

Quadro 9 – Alguns depoimentos dos impactos da formação na prática docente cotidiana

---

"O resgate da infância foi algo surpreendente. Ver a brincadeira livre com um olhar ainda mais inocente, mesmo quando há agressividade, trouxe uma reflexão bastante pertinente para a minha prática docente cotidiana. A brincadeira livre é mais que prazer, a brincadeira ensina a conviver." (Participante - G15)

"Essa vivência desperta o gosto pela brincadeira e autonomia. Destaca a importância de que as crianças sejam as protagonistas, que tenham seus direitos garantidos de aprender brincando, expressar e participar. Essa formação tão divertida me ensinou muito neste sentido." (Participante 16 - G27)

"Como aprendizagem levo a importância de as crianças terem tempo para experimentarem sua infância, se descobrirem, atuarem e aprenderem como seres brincantes. Levo de aprendizagem para minha vida profissional, o olhar mais atencioso, com mais empatia, amor e ludicidade." (Participante 19 - G13)

"Nesta formação me senti percebida, valorizada e cuidada pela Rede Municipal de Educação." (Participante 6 - G16)

Fonte: elaborado pelas autoras

Figura 14 – Resultados da nuvem de palavras dos impactos da formação na prática docente cotidiana

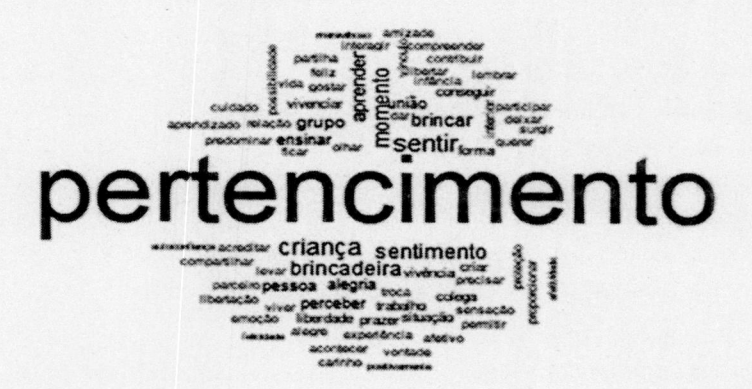

Fonte: elaborada pelas autoras

Fazendo uma relação entre o que foi retratado nos depoimentos contidos na Classe 1, que evidenciam efeitos pessoais gerados pela formação, e os percentuais expressos no Gráfico 5, que retrata a importância das temáticas abordadas para a vida pessoal, verifica-se uma relação direta entre esses pontos, apontando que as temáticas abordadas na formação possibilitaram efeitos pessoais quanto a sentimentos de autoconfiança, espontaneidade, afetividade e prazer de brincar livre, e tiveram impacto positivo sobre as situações que vivenciam com as crianças na creche.

Quanto aos efeitos das temáticas vivenciadas para a formação profissional coletados tanto nas fichas de autoanálise quanto nos registros escritos pós-vivência pessoal, foi possível relacionar resultados entre os dados expressos no Gráfico 6, que visa demonstrar a importância da temática abordada para a vida profissional, com os dados explicitados na Classe 2, que busca conhecer os efeitos das temáticas vivenciadas para sua vida profissional. Essa relação, quanto às temáticas abordadas nessa formação, indica que os participantes relatam terem experimentado uma integração entre conteúdo teórico e prático decorrente do cuidado socioemocional, abrindo novas possibilidades de aprendizagem para sua vida profissional.

No que se refere ao aprendizado obtido por meio do curso de formação e como ele pode ser útil para a prática cotidiana de trabalho dos participantes, os percentuais apresentados no Gráfico 7, que avalia a importância dos encontros para atuação cotidiana como educador da primeira infância, demonstraram uma relação direta no que se refere ao conteúdo abordado na Classe 3, que diz respeito aos impactos da formação na prática docente cotidiana dos profissionais.

Esses resultados apontam para uma ampliação de competências e habilidades dos profissionais diante dos desafios cotidianos em sua prática docente cotidiana, com indícios de que o aprendizado teórico e prático obtido por meio dessa formação potencializou mudanças no modelo de ensino e aprendizagem, especialmente no que tange à expressividade e autenticidade afetiva em sua atuação profissional com as crianças, sobre o modo de socializar conhecimentos e comportamentos interpessoais com seu grupo de trabalho com mais segurança, sobre falar dos próprios sentimentos com autoconfiança e sobre respostas mais criativas e equilibradas diante de situações imprevistas e estressoras no ambiente escolar.

Todos esses fatores parecem ter provocado motivação para os participantes continuarem o percurso formativo como também para ocuparem seu tempo nessa formação, conforme os dados apresentados nos Gráficos 8 e 9, que indicam como muito boa a motivação para continuar participando dos encontros, bem como para o investimento no tempo despendido para participação nesse programa.

Por fim, os índices qualitativos associados aos indicadores da avaliação quantitativa sugerem relação positiva entre estresse percebido, percepção autorreferida de saúde mental, percepção autorreferida de competências relacionais e percepção autorreferida de competências relacionais para o trabalho com a qualificação da prática pedagógica cotidiana dos educadores, reforçando atitudes afirmativas indispensáveis ao início do processo de escolarização do sujeito no contexto da educação infantil.

5

CONSIDERAÇÕES FINAIS

Para concluir, considerando que a formação do educador para atuar na educação infantil é um tema denso e amplo que merece minuciosa atenção pelo fato de envolver uma diversidade de vieses, desde o currículo vivenciado nos cursos de graduação em Pedagogia até o contínuo e necessário investimento durante a vida profissional do pedagogo, entendemos que seja por demais importante valorizar estudos e pesquisas, gerar reflexões e questionamentos, entendendo que nenhum estudo isolado será capaz de contemplar inteiramente os fatores que influenciam a formação e prática docente nesse tempo da vida da criança em seu processo de humanização.

Destacar a importância da entrada do ser humano em um ambiente social diferente de seu ciclo familiar alerta que, para além dos aspectos que tocam o processo de ensino e a aprendizagem formal, há uma série de fatores informais e relacionais a serem investidos e, para tanto, faz-se necessário não apenas conhecer teoricamente esses eixos, mas essencialmente qualificar competências socioemocionais dos adultos na lida cotidiana educacional, principalmente no ambiente de creche.

Na pós-modernidade, com todos os desafios de uma sociedade em pleno processo de transformação, que vem gerando profundas mudanças na lógica relacional, desacomodando antigos modelos de desenvolvimento, tornam-se não somente urgentes, mas também extremamente relevantes investimentos que busquem elucidar problemas e iluminar novos caminhos e soluções capazes de minimizar desigualdades sociais e o sofrimento humano.

Assim, imbuídos por essa motivação, sentimo-nos provocadas a registrar, nesta obra, o processo vivido no Programa de Formação em Desenvolvimento Socioemocional: o cuidado docente e o desenvolvimento infantil, fruto de uma parceria entre a SME de Fortaleza e o ÍNTEGRA, salientando nosso compromisso em seguir aprofundando estudos, com toda a consciência dos limites e alcances que nos foi possível, por enquanto, monitorar e observar. Reiteramos aqui nossa atenção às menções à educação infantil na defesa de que a docência com as crianças pequenas guarda uma especificidade que apresenta requisitos próprios, ou seja, um tipo de estímulos específicos a esse campo, reconhecendo o propósito de investir no desenvolvimento integral e integrado das crianças.

Com essa proposta de formação inspirada na metodologia da abordagem psicomotora relacional, ofereceu-se ao educador infantil oportunidades de aprendizagem ampliando suas competências relacionais, habilidades conhecidas também como competências socioemocionais, decorrentes do autoconhecimento, da implicação da comunicação tônica e não verbal para os vínculos afetivos, da consciência do valor pessoal para os grupos sociais aos quais pertence, da resiliência, da autoconfiança, da tomada de decisões responsáveis, sobretudo com a esperança de potencializar a sensibilidade do educador para a qualidade relacional desenvolvida em seu percurso formativo, a qual, frequentemente, nesta experiência, observou-se ser transportada para o ambiente escolar, propiciando o estímulo positivo ao desenvolvimento infantil nessa fase da vida.

Os dados obtidos na pesquisa aqui apresentada demonstram a eficácia da formação fundamentada na Psicomotricidade Relacional, o que sugere a adequabilidade da formação para esse público específico, proporcionando melhorias em termos de saúde socioemocional do docente com repercussões para sua prática pedagógica, além de apontar possibilidades de atuação do psicomotricista relacional no contexto educacional cearense com base na valorização do conhecimento e do autoconhecimento dos professores, assim como na relevância da formação do docente em etapa de creche, como um importante investimento em prol da potencialização do desenvolvimento humano e de sociedades mais prósperas.

Desse modo, considera-se, em síntese, como fatores decorrentes do programa de formação docente em desenvolvimento socioemocional com base na Psicomotricidade Relacional, a qualificação de competências socioemocionais tais como autenticidade, espontaneidade, criatividade e segurança afetiva do adulto na relação com a criança, aspectos que facilitam, por parte do educador, a atenção às demandas infantis coletivas, além de uma escuta empática às especificidades e reconhecimento das necessidades individuais. Esses valores indispensáveis ao início do processo de humanização do sujeito e de investimento em futuros mais promissores tanto no plano pessoal quanto social destacam esses indicadores como resultantes de uma expressiva relação entre qualificação da prática pedagógica cotidiana do educador infantil com melhores índices de estresse percebido, saúde mental e competências relacionais, justificando a necessidade de mais investimentos e aprofundamentos em pesquisas e estudos que valorizem esse tipo de programa formativo.

É importante destacar as potencialidades de um estudo misto, em que os dois métodos de pesquisa se complementem, permitindo uma maior compreensão da percepção dos participantes acerca da intervenção realizada. Ao combinar dados estatísticos e qualitativos, é possível fortalecer a fundamentação dos resultados e conclusões, visando ao desenvolvimento e ao avanço da área de pesquisa e da ciência como um todo. Alguns limites se impuseram a este trabalho, a saber: mudanças determinadas pela SME quanto a cargos e funções do professor que o impediram de continuar participando do programa, além de licenças médicas, mudança de cidade, exoneração, entre outros motivos que impossibilitaram o cumprimento da frequência mínima de participação dos professores selecionados; o fato de que o estudo não contou com grupo de controle por não conseguir um número de respostas com poder de explicação de pelo menos 80% dos participantes; a possibilidade de utilização de outros instrumentos que poderiam ter ampliado a investigação e favorecido uma perspectiva acerca de outros parâmetros.

Destacamos que este estudo retrata uma experiência piloto e que se espera que os argumentos aqui registrados despertem atenção dos pesquisadores da área para a importância de mais estudos e investimento em Programas de Formação em Desenvolvimento Socioemocional com foco no cuidado docente e no desenvolvimento infantil, inspirados na abordagem da Psicomotricidade Relacional, como uma das estratégias que desencadeiam processos de qualidade para a educação infantil, nesse tempo tão importante da vida humana. Em termos de estudos futuros, sugerem-se maiores investimentos em um grupo de controle e avaliação de *follow up*, assim como realizar comparações por grupos com base no perfil sociodemográfico dos participantes, visando melhorar a compreensão sobre como a intervenção pode auxiliar no cuidado com o docente.

REFERÊNCIAS

12 REGIONAIS de Fortaleza, confira a nova divisão da capital cearense. **Portal G1 CE**, Fortaleza, 6 jan. 2021. Disponível em: https://g1.globo. com/ce/ceara/noticia/2021/01/06/12-regionais-de-fortaleza-confira--a-nova-divisao-da-capital-cearense.ghtml. Acesso em: 17 maio 2023.

ALVES, Ângela dos Santos Sousa; BARROS, Renata Cristina da Conceição; AMORIM, Verônica Cristina P. de. A relevância da afetividade na educação infantil. **Educação socioemocional**: Desafios e Práticas Pedagógicas, [s. l.], p. 21, 2022.

BATISTA, Maria Isabel Bellaguarda. Palestra proferida com o tema: As expressões possíveis da agressividade dentro de uma intervenção Psicomotricidade. *In*: CONGRESSO BRASILEIRO DE PSICOMOTRICIDADE, 9., 2004, Rio de Janeiro. **Anais** [...]. Rio de Janeiro: PUC-Rio, 2004.

BATISTA, Maria Isabel Bellaguarda. A Psicomotricidade Relacional na escola como estratégia facilitadora do bem-estar e saúde do educador. *In*: BATISTA, Maria Isabel Bellaguarda; VIEIRA, José Leopoldo (org.). **Textos e contextos em psicomotricidade relacional**. Fortaleza: RDS Editora, 2013. v. 1. p. 125-128.

BATISTA, Maria Isabel Bellaguarda. **Estresse Docente**. Fortaleza: RDS Editora, 2014.

BATISTA, Maria Isabel Bellaguarda. **Tópico temático da disciplina psicomotricidade relacional**: teoria e prática. Curso de Pós-Graduação Lato Sensu Formação Especializada em Psicomotricidade Relacional. Fortaleza: CIAR, 2017.

BATISTA, Maria Isabel Bellaguarda. **Psicomotricidade Relacional**: a vivência dos afetos por meio da comunicação tônica como importante tecnologia para a educação pós-moderna. [*S. l.*], 2018. Disponível em: https://tecnologianaeducacao.com.br/anais/2018/pdf/artigos-pales-trantes/Psicomotricidade%20Relacional_%20A%20viv%C3%AAncia%20

dos%20afetos%20por%20meio%20da%20comunica%C3%A7%C3%A3o%20
t%C3%B4nica%20como%20importante%20tecnologia%20para%20a%20
educa%C3%A7%C3%A3o%20p%C3%B3s-moderna.pdf. Acesso em: 3
jun. 2023.

BATISTA, Maria Isabel Bellaguarda. Diante de infâncias aprisionadas e
crianças privatizadas, o que fazer? **Associação Brasileira de Psicomotricidade**, Fortaleza, 2019. Disponível em: https://psicomotricidade.com.
br/em-tempos-de-infancias-aprisionadas-e-criancas-privatizadas-o-que-
-fazer/. Acesso em: 4 abr. 2023.

BATISTA, Maria Isabel Bellaguarda. Psicomotricidade Relacional: a vivência
dos afetos por meio da comunicação tônica como importante tecnologia
para a educação pós-moderna. *In*: BATISTA, Maria Isabel Bellaguarda;
VIEIRA, José Leopoldo (org.). **Textos e Contextos em Psicomotricidade
Relacional**. Fortaleza: RDS Editora, 2021. v. 3. p. 83-92.

BATISTA, Maria Isabel Bellaguarda; VIEIRA, José Leopoldo. Sobre a
importância da afetividade para o desenvolvimento da criança na escola.
In: BATISTA, Maria Isabel Bellaguarda; VIEIRA, José Leopoldo (org.).
Textos e contextos em psicomotricidade relacional. v. 2. Fortaleza:
RDS Editora, 2013. p. 96-100.

BATISTA, Maria Isabel Bellaguarda; VIEIRA, José Leopoldo; LAPIERRE,
Anne. A formação em Psicomotricidade Relacional: um percurso de desen-
volvimento pessoal e profissional. *In*: BATISTA, Maria Isabel Bellaguarda;
VIEIRA, José Leopoldo (org.). **Textos e Contextos em Psicomotricidade
Relacional**. Fortaleza: RDS Editora, 2021. v. 3. p. 141-154.

BATISTA, Maria Isabel Bellaguarda; VIEIRA, José Leopoldo; MORAES,
Rosalina Rocha Araújo; FIGUEIREDO, Rita Vieira de; GOMES, Adriana
Leite Limaverde; SANTOS, Walberto Silva dos. **Relatório de projeto-pi-
loto para a implantação da Psicomotricidade Relacional nas escolas
públicas municipais de Fortaleza**. Alfabetização de Crianças na idade
certa: contribuições da Psicomotricidade Relacional por meio da promoção
da saúde socioemocional de alunos e professores das escolas públicas do
município de Fortaleza. Fortaleza, 2015.

BAUMAN, Zygmunt. **Modernidade Líquida**. Tradução de Plínio Dentzien. Rio de Janeiro: Zahar, 2003.

BORTONE, Ana Claudia; RODRIGUES, Marlon Leal. Interação Escola-Família: Discursos e Rupturas. **Web Revista Discursividade**: Estudos Linguísticos, [s. l.], v. 1, n. 24, p. 167-179, 2021.

BRASIL. **Resolução CEB nº 1, de 7 de abril de 1999**. Institui as Diretrizes Curriculares Nacionais para a Educação Infantil. Brasília: Câmara de Educação Básica, 1999. Disponível em: http://portal.mec.gov.br/index.php?option=com_docman&view=download&alias=159281-rceb001-99-1&category_slug=outubro-2020-pdf&Itemid=30192. Acesso em: 3 jun. 2023.

BRASIL. **Diretrizes Curriculares Nacionais para a Educação Infantil**. Brasília: MEC, 2010.

BRASIL. **Base Nacional Comum Curricular**. Brasília: MEC; CNE, 2017.

CARVALHO, Marianne da Cruz de. **A importância do brincar na construção de conhecimentos de crianças na pré-escola**. 2016. Dissertação (Mestrado em Docência e Gestão da Educação) – Universidade Fernando Pessoa, Porto, 2016.

CASTRO, Felipe Gonzalez *et al*. A methodology for conducting integrative mixed methods research and data analyses. **Journal of Mixed Methods Research**, [s. l.], v. 4, n. 4, p. 342-360, 2010.

CEARÁ. Secretaria do Estado do Ceará. **Documento Curricular Referencial do Ceará**: educação infantil e ensino fundamental. Fortaleza: SEDUC, 2019.

CÔCO, Valdete. Educação infantil: considerações sobre a formação de professores. **Educação em Análise**, [s. l.], 2018.

CRESPI, Livia; NORO, Deisi; NÓBILE, Márcia Finimundi. Neurodesenvolvimento na Primeira Infância: aspectos significativos para o atendimento escolar na Educação Infantil. **Ensino em Re-Vista**, [s. l.], p. 1517-1541, 2020.

CRUZ, Silvia Helena Vieira; CRUZ, Rosimeire Costa de Andrade; RODRI-GUES, Ana Paula Cordeiro Marques. A qualidade das creches conveniadas de Fortaleza em foco. **Educar em Revista**, [s. l.], v. 37, 2021.

CUNHA, Iole da. Neurobiologia do vínculo. *In*: CORRÊA FILHO, Laurista; CORRÊA, Maria Elena Girade; FRANÇA, Paulo Sérgio (org.). **Novos olhares sobre a gestação e a criança até os 3 anos**: saúde perinatal, educação e desenvolvimento do bebê. Brasília: L.G.E., 2022. p. 353-387.

DELORS, Jacques *et al.* **Relatório para a UNESCO da Comissão Internacional sobre Educação para o século XXI**. Educação: um tesouro a descobrir. São Paulo: Cortez, 1999.

FALCÃO, Giovana Maria Belém; FERREIRA, Afrânio Vieira. A pessoa do professor: Significados e sentidos sobre uma experiência formativa. **Revista Brasileira de Extensão Universitária**, [s. l.], v. 11, n. 2, 2020.

FORTALEZA. **Proposta Curricular para a Educação Infantil da Rede Municipal de Ensino de Fortaleza**. Fortaleza: SME/PMF, 2020.

GALLAHUE, David L.; OZMUN, Jhon C. **Compreendendo o desenvolvimento motor**: bebês, crianças, adolescentes e adultos. 3. ed. São Paulo: Phorte Editora, 2013.

GIBBS, Graham. **Análise de dados qualitativos**. Porto Alegre: Artmed, 2009.

GIL, Antônio Carlos. **Como elaborar projetos de pesquisa.** 7. ed. São Paulo: Atlas, 2017.

LAPIERRE, André; AUCOUTURIER, Bernard. **A simbologia do movimento**: psicomotricidade e educação. 2. ed. Porto Alegre: Ed. Artes Médicas Sul LTDA, 1988.

LAPIERRE, André; LAPIERRE, Anne. **O adulto diante da criança de 0 a 3 anos**: psicomotricidade relacional e formação da personalidade. Curitiba: Ed. UFPR, 2010.

LAPIERRE, André; AUCOUTURIER, Bernard. **A simbologia do movimento**: psicomotricidade e educação. 4. ed. Fortaleza: RDS Editora, 2012.

LAPIERRE, Anne. A importância do corpo na psicomotricidade relacional. *In*: BATISTA, Maria Isabel Bellaguarda; VIEIRA, José Leopoldo (org.). **Textos e contextos em psicomotricidade relacional**. Fortaleza: RDS Editora, 2013. v. 1. p. 15-19.

MARIN, Isabel Kahn; CARVALHO, Maria Teresa Venceslau de; ARAGÃO, Regina Orth de. **Quem é o bebê hoje**: a construção do humano na contemporaneidade. São Paulo: Editora Blucher, 2022.

MARIOTTO, Rosa Maria Marini. **Cuidar, educar e prevenir**: as funções da creche na subjetivação de bebês. São Paulo: Escuta, 2019.

MORIN, Edgar. **Os sete saberes necessários à educação do futuro**. 2. ed. São Paulo: Cortez, 2014.

PINO, Angel. **As marcas do humano**: às origens da constituição cultural da criança na perspectiva de Lev. S. Vigotski. São Paulo: Cortez, 2005.

PRIGOGINE, Ilya. **O fim das certezas**: tempo, caos e as leis da natureza. São Paulo: UNESP, 1996.

PRODANOV, Cleber; FREITAS, Ernani. **Método do trabalho científico:** métodos e técnicas da pesquisa e do trabalho acadêmico. 2. ed. Rio Grande do Sul: Ed. Universidade Feevale, 2013.

REIS, Rodrigo Siqueira; HINO, Adriano Akira Ferreira; RODRIGUEZ-AÑEZ, Ciro Romélio. Perceived Stress Scale: Reliability and Validity Study in Brazil. **Journal of Health Psychology**, [*s. l.*], v. 15, n. 1 p. 107-114, 2010.

VIEIRA, José Leopoldo; BATISTA, Maria Isabel Bellaguarda; DANYAL-GIL, Ibrahim. A formação do profissional. *In*: PRISTA, Rosa Maria (org.). **Formação em Psicomotricidade no Brasil**. São Paulo: All Print Editora, 2010. p. 39-50.

VIEIRA, José Leopoldo; BATISTA, Maria Isabel Bellaguarda; LAPIERRE, Anne. **Psicomotricidade Relacional**: a teoria de uma prática. 3. ed. Fortaleza: RDS Editora, 2013.

ZARAGOZA, José Manuel Esteve. **O mal-estar docente**: a sala de aula e a saúde dos professores. Bauru: Edusc, 1999.

SOBRE AS AUTORAS

Maria Isabel Bellaguarda Batista

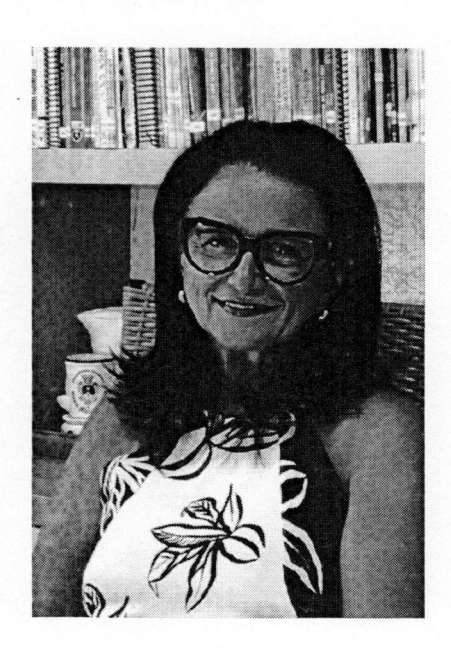

Doutora *honoris causa* em Psicomotricidade Relacional e Análise Corporal da Relação pela ABPM – DF, e bacharel em Psicologia pela Universidade Federal do Ceará (UFC). Psicomotricista relacional e analista corporal da Relação Didata (CIAR). Diretora geral e psicoterapeuta do ÍNTEGRA – Centro de Desenvolvimento Humano Relacional. Membro de honra e fundadora da Associação Brasileira de Psicomotricidade Relacional (ABPR) e da Sociedade Internacional de Análise Corporal da Relação (SIAC América do Sul). Sócia titular da ABP, nº 172. Supervisora científico pedagógica do curso de Pós-Graduação *Lato Sensu* em Psicomotricidade Relacional do (ÍNTEGRA/ Faculdade IPPEO). Autora de artigos científicos e livros publicados na área da Psicomotricidade Relacional.

Patrícia Espíndola Mota Venâncio

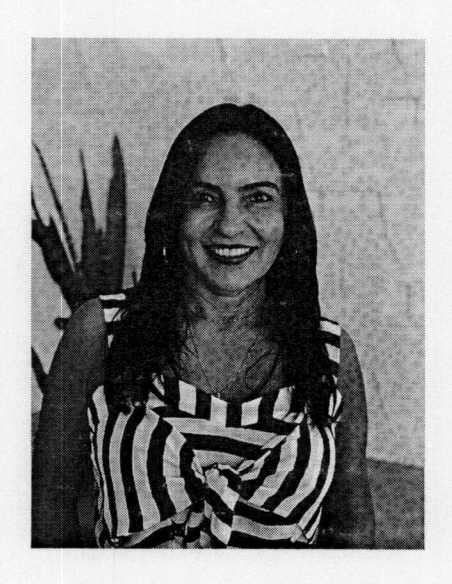

Doutora em Educação Física pela Universidade Católica de Brasília (2013). Especialista em Psicomotricidade Relacional (2022). Especialista em Fisiologia do Exercício. Sócia titular da ABP, nº 585. Professora do Programa de Pós-Graduação Profissional em Ensino para a Educação Básica do Instituto Federal Goiano – Campus Urutaí (PPG-ENEB). Principais áreas de interesse: psicomotricidade, dança, aptidão física, riscos cardiovasculares, estilo de vida e qualidade de vida.

Nadja Karan Miranda Almeida

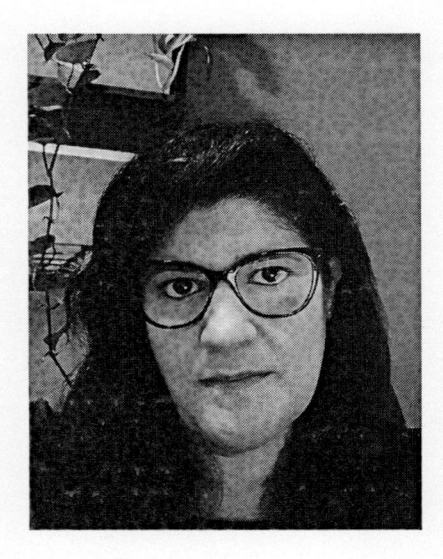

Psicomotricista relacional clínica, atendimento a crianças e orientação a pais no ÍNTEGRA. Sócia titular da ABP, nº 440, e da ABPR, nº 259/2021. Membro do Conselho Consultivo do ÍNTEGRA. Facilitadora em grupos de Psicomotricidade Relacional para adultos no ÍNTEGRA. Especialista em Psicomotricidade Relacional pelo CIAR/IPPEO (2019), graduada em Direito pela Universidade de Fortaleza (2002) e graduanda em Psicologia pelo Centro Universitário Farias Brito.

Jéssica Melo Coelho

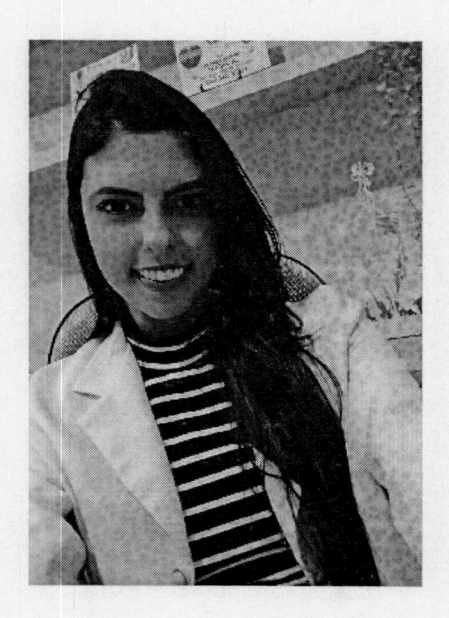

Psicomotricista relacional clínica, atendimento a crianças e orientação a pais no ÍNTEGRA. Sócia titular da ABP, nº 491, e da ABPR, nº 261/2021. Membro do Conselho Consultivo do ÍNTE-GRA. Facilitadora em grupos de Psicomotricidade Relacional para adultos no ÍNTEGRA. Especialista em Psicomotricidade Relacional pelo CIAR/IPPEO (2020), graduada em Administração de Empresas pelo Centro Universitário Estácio do Ceará (2014) e graduanda em Psicologia pelo Centro Universitário Estácio do Ceará. Participação no livro *Vivendo no Caminho* como revisora.

Patrícia Oliveira Lima

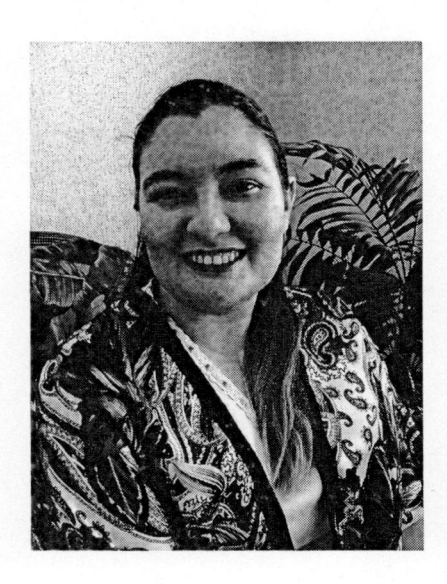

Psicóloga e mestre em Psicologia pela Universidade de Fortaleza (UNIFOR) e doutoranda em Psicologia no Programa de Pós--Graduação em Psicologia da mesma instituição (PPGP-UNIFOR). Atua como psicóloga clínica de adolescentes, adultos e idosos, com a abordagem Gestalt Terapia, consultora de análise de dados e mentoria acadêmica. Integra o Laboratório de Estudos dos Sistemas Complexos: casais, famílias e comunidades (LESPLEXOS). Principais áreas de interesse: crianças e adolescentes em contextos de vulnerabilidade social, violências, resiliência e famílias.